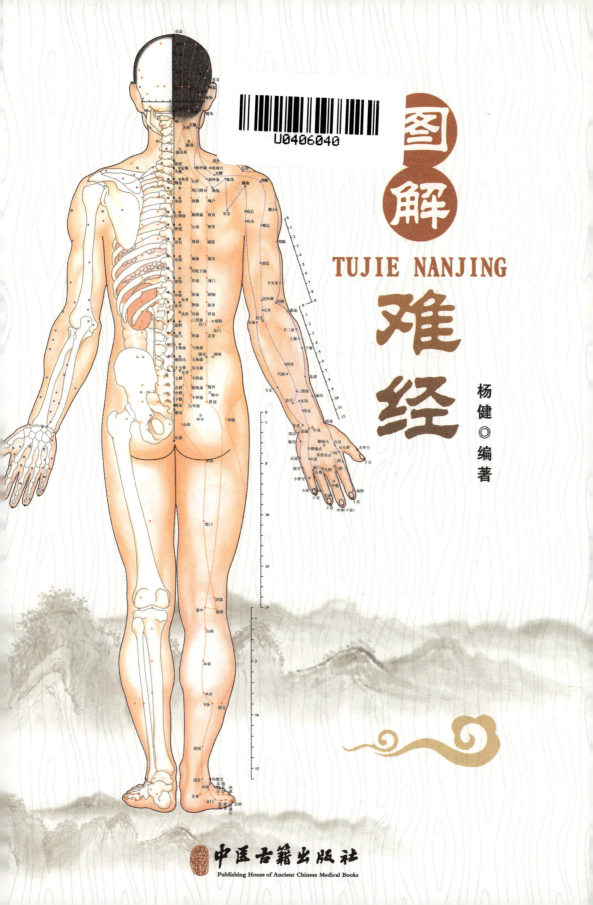

图书在版编目（CIP）数据

图解难经 / 杨健编著. -- 北京：中医古籍出版社，2022.7

ISBN 978-7-5152-2460-2

Ⅰ.①图… Ⅱ.①杨… Ⅲ.①《难经》–图解 Ⅳ.①R221.9-64

中国版本图书馆CIP数据核字（2022）第025910号

图解难经

杨 健 编 著

策划编辑：李 淳
责任编辑：李 炎
封面设计：王青宜
出版发行：中医古籍出版社
社　　址：北京市东城区东直门内南小街16号（100700）
电　　话：010-64089446（总编室）010-64002949（发行部）
网　　址：www.zhongyiguji.com.cn
印　　刷：水印书香（唐山）印刷有限公司
开　　本：710mm×1000mm 1/16
印　　张：13
字　　数：228千字
版　　次：2022年7月第1版 2022年7月第1次印刷
书　　号：ISBN 978-7-5152-2460-2
定　　价：68.00元

前言

《难经》为《黄帝八十一难经》的简称，又称《八十一难》，是我国古代医学巨著之一，大约成书于西汉末期至东汉之间。该书将《黄帝内经》中深奥的中医学理论，归纳为81个问题，进行释疑解难，内容包括脉诊、脏腑、阴阳、五行、病能、营卫、腧穴、针灸，以及三焦、命门、奇经八脉等。涉及人体正常生理、解剖、疾病、证候、诊断、针灸与治疗，以及阴阳五行学说等问题的论述，在阐发中医学基本理论方面占有重要地位。

《难经》不但在理论方面丰富了祖国医学的内容，而且在临床方面颇多论述。除针灸之外，还提出了"伤寒有五"的理论，对后世伤寒学说与温病学说的发展产生了一定影响。《难经》对诊断学、针灸学的论述也一直被历代医家所遵循，对医学家理论思维和医理研究有着广泛而深远的影响。

《难经》成书年代较早，文辞深奥，为了更全面、更通俗地呈现这部医学经典，《图解难经》以1956年商务印书馆出版的《难经本义》为底本，分原文、注释、译文三部分。在注释上，参考各家，力求浅显、易懂、精要，并对难字注音；译文内容在段落、句型、标点诸方面尽量与原文相一致，在意译上，力求准确，究根求原；100余幅插画的加入更是将抽象的概念形象化、复杂的问题条理化。全书结构严谨，条理清晰，内容翔实，对学习和精研《难经》具有较好的辅助作用。适合中医药院校学生、中医药从业者及广大中医药爱好者阅读。

由于编者水平有限，书中难免存在错漏之处，恳请广大读者批评斧正。

编者

目 录

论脉

第 一 难	诊脉独取寸口的原理	02
第 二 难	切脉的部位和阴阳属性	06
第 三 难	尺寸脉的太过不及	07
第 四 难	脉的阴阳	10
第 五 难	诊脉的轻重指法	15
第 六 难	脉象的阴阳虚实	16
第 七 难	四季旺脉	18
第 八 难	寸口脉平而死的原因	20
第 九 难	从迟数脉辨别脏腑疾病	21
第 十 难	一脏脉象的十变	22
第十一难	歇止脉与脏气衰竭的关系	25
第十二难	虚实误治	27
第十三难	色脉尺肤诊法之间的关系	30
第十四难	损至脉的病证及治法	33
第十五难	四季的正常和异常脉象	39
第十六难	五脏脉诊与内外证候	47
第十七难	脉症相应与相反的预后	51
第十八难	三部脉法与脏腑经脉的配合及积聚痼疾的脉象	53
第十九难	男女的正常脉和反常脉	57

第 二 十 难　　阴阳伏匿的脉象……………………………58
第二十一难　　形病和脉病的关系……………………………60
第二十二难　　是动所生病与气血先后的关系………………62

论经络

第二十三难　　经脉的长度与循行……………………………66
第二十四难　　阴阳各经气绝的症状和预后…………………72
第二十五难　　十二经与脏腑的配合…………………………74
第二十六难　　十五别络中的三络……………………………81
第二十七难　　何谓奇经八脉…………………………………80
第二十八难　　奇经八脉的循行和起止………………………84
第二十九难　　奇经八脉的证候………………………………89

论脏腑

第 三 十 难　　营卫的生成和循行……………………………92
第三十一难　　三焦的部位及功能……………………………93
第三十二难　　心肺的部位和营卫气血的关系………………96
第三十三难　　肝肺的属性与浮沉现象………………………97
第三十四难　　五脏所主的声色臭味液及所藏的七神………100
第三十五难　　脏腑相合………………………………………102
第三十六难　　肾与命门………………………………………105
第三十七难　　五脏与七窍及阴阳气血的生理病理…………106
第三十八难　　脏五腑六………………………………………108

第三十九难	腑五脏六	109
第四十难	鼻臭耳闻与内脏的关系	110
第四十一难	肝有两叶	112
第四十二难	脏腑的形态功能	113
第四十三难	不进饮食七日而死的原因	117
第四十四难	七冲门的名称和部位	119
第四十五难	八会的部位和主治	121
第四十六难	不寐和易寐不寤的原因	123
第四十七难	面部独能耐寒的原因	125

论病

第四十八难	脉、病、诊的三虚三实	128
第四十九难	正经自病与五邪所伤	129
第五十难	五邪名称和传变	135
第五十一难	喜恶与脏腑疾病的关系	137
第五十二难	脏病与腑病的根本不同	138
第五十三难	七传与间脏的传变和预后	139
第五十四难	脏腑病治疗的难易	141
第五十五难	五脏积与聚病的症状和鉴别	142
第五十六难	五脏积病	143
第五十七难	五泄的名称和症状	149
第五十八难	伤寒病的类型及其脉象	150
第五十九难	狂病和癫病	152
第六十难	厥痛与真痛	154
第六十一难	望、闻、问、切	156

论穴道

第六十二难　脏腑井荥……………………………160
第六十三难　井穴为始的意义……………………161
第六十四难　五输穴的阴阳五行属性……………163
第六十五难　井穴、合穴出入的意义……………166
第六十六难　十二经原穴和三焦的关系…………168
第六十七难　募穴和俞穴的治疗作用……………169
第六十八难　五输穴的主治病症…………………172

论针法

第六十九难　补母泻子的治则……………………174
第 七 十 难　四季刺法……………………………175
第七十一难　营卫的深浅刺法……………………178
第七十二难　迎随补泻的刺法……………………180
第七十三难　泻井刺荥法…………………………181
第七十四难　因时制宜的刺法……………………182
第七十五难　肝实肺虚与补泻火…………………184
第七十六难　补泻的方法和步骤…………………185
第七十七难　上工与中工的差别…………………187
第七十八难　针刺押手和补泻方法………………188
第七十九难　迎随和母子补泻法的结合…………192
第 八 十 难　候气进针与出针……………………195
第八十一难　虚实证误用补泻的后果……………198

论脉

本篇主要论述脉学，介绍脉诊的基本知识、脉学的基础理论，以及正常与反常脉象。首先提出了独取寸口的诊脉法，把古代繁难的三部九候等各种诊脉法统一为"独取寸口"，更简便易行。确立了以手腕寸、关、尺为三部，再分别每部之浮、中、沉为九候的"三部九候"脉诊法。《难经》在论述正常脉及各类疾病反映出的病脉在疾病诊断中的意义、各类脉象之鉴别等方面，均发展了《黄帝内经》的理论，使学者更易于理解。

图解难经

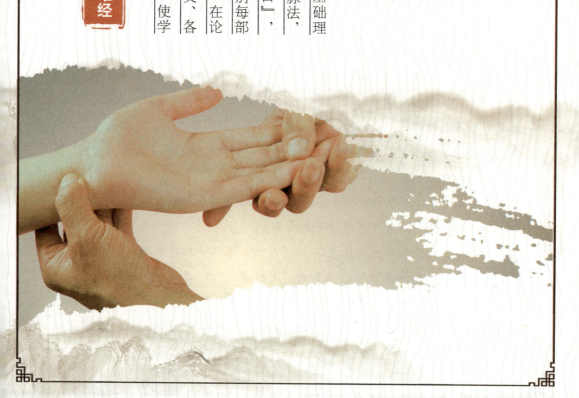

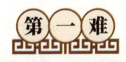

第一难

诊脉独取寸口的原理

原文

曰：十二经皆有动脉①，独取寸口②，以决五脏六腑死生吉凶之法③，何谓也？

然④：寸口者，脉之大会⑤，手太阴之脉动也⑥。人一呼脉行三寸，一吸脉行三寸⑦，呼吸定息⑧，脉行六寸⑨。人一日一夜，凡一万三千五百息，脉行五十度⑩，周⑪于身。漏水下百刻⑫，荣卫行阳二十五度，行阴亦二十五度⑬，为一周⑭也，故五十度复会于手太阴。寸口者，五脏六腑之所终始，故法取于寸口也。

注释

①十二经皆有动脉：十二经，是手足三阴三阳十二经脉的简称。动脉，指经脉循行部位上的搏动应手处。据《针灸甲乙经》（简称《甲乙》）所载各经动脉应手处的穴位是手太阴肺经：中府、云门、天府、侠白、尺泽、经渠；手少阴心经：极泉、少海；手厥阴心包经：劳宫；手阳明大肠经：合谷、阳溪、五里；手太阳小肠经：天窗；手少阳三焦经：和髎；足阳明胃经：大迎、下关、人迎、气冲、冲阳；足太阳膀胱经：委中；足少阳胆经：听会、上关；足太阴脾经：箕门、冲门；足少阴肾经：太溪、阴谷；足厥阴肝经：太冲、行间、五里、阴廉。

②独取寸口：单独切按桡骨茎突内侧一段桡动脉的搏动。根据其脉动形象，以推测人体生理、病理状况的一种诊察方法。

③以决五脏六腑死生吉凶之法：《千金方》卷二十八《平脉大法》"决"作"诀"。《脉经》卷一第四"之法"作"之候者"。按：《史记·孔子世家》索隐："诀，别也。"引申有分析之意。"诀"与"决"同。马莳曰："法，诊法也。十二经中，固各有动脉。惟人之寸口为诸脉之所始所终，诚脉之大会也。盖人

之脏腑气血筋脉骨髓皆有所会，名曰八会。而脉之大会，在于太渊，乃手太阴之脉，于斯而动焉，则诊之也宜矣。"

④然："然"有"答"义。《广雅·释诂一》："然，譍也。"《说文·言部》："譍，以言对也。"

⑤大会：总会聚、会和。

⑥脉动：《脉经》《千金方》《类说》卷三十七乙正，作"动脉"。

⑦人一呼脉行三寸，一吸脉行三寸：《灵枢·五十营》篇作"人一呼脉再动，气行三寸，一吸脉亦再动，气行三寸"。《甲乙》卷一第九"脉"作"气"。

⑧定息：一呼一吸为一息，一息终了称为定息。

⑨脉行六寸：《灵枢·五十营》篇"脉"作"气"。

⑩五十度：周身十六丈二尺为一度，五十度共八百一十丈。

⑪周：这里作环绕解。

⑫漏水下百刻：漏水，即铜壶滴漏。古人用铜壶贮水，水滴下漏于受水壶，壶中铜人抱一漏箭，箭上按每日百刻为计时标准。漏水下百刻，即一昼夜的时间。

⑬荣卫行阳二十五度，行阴亦二十五度：荣与营相通，荣卫即营卫。阳是指白天，阴是指夜间，度是指在全身环绕一个周次。营卫的循行，是循着不同的路径，分别在体内运转。行于阳、行于阴各二十五度，就是营卫在一昼夜之中，各在全身运转了二十五周，然后作总的会合。

⑭一周：一昼一夜，也指呼吸了一万三千五百息，及营卫在体内运转五十周次所经历的时间。

译文

问：十二经都有动脉，单独切按寸口的脉象，诊断五脏六腑疾病的轻重和预后良恶，这是什么道理呢？

答：如此寸口部位，是十二经脉之气总会合的地方，为手太阴肺经经脉的搏动处。健康人一呼脉气行三寸，一吸脉气也行三寸，一次呼吸完成，脉行六寸。人在一昼夜中，一般呼吸一万三千五百次，经脉之气环行五十周次，环绕全身。在一昼夜的时间里，荣气和卫气在白天循行二十五周次，在黑夜也循行二十五周次，总称一周，所以五十周次重又会于手太阴肺经的寸口。寸口部位，是五脏六腑气血循环的起止点，所以诊脉采用独取寸口的诊法。

寸口分候脏腑的几种学说比较

学说	寸 左	寸 右	关 左	关 右	尺 左	尺 右
《内经》	心 / 膻中	肺 / 胸中	肝 / 膈	脾 / 胃	肾 / 腹中	肾 / 腹中
《难经》	心 / 小肠	肺 / 大肠	肝 / 胆	脾 / 胃	肾 / 膀胱	肾 / 命门
《脉经》	心 / 小肠	肺 / 大肠	肝 / 胆	脾 / 胃	肾 / 膀胱	肾 / 三焦
《备急千金要方》	心 / 小肠	肺 / 大肠	肝 / 胆	脾 / 胃	肾 / 膀胱	肾 / 膀胱
《诊家枢要》	心 / 小肠	肺 / 大肠	肝 / 胆	脾 / 胃	肾（命门）/ 膀胱	命门 / 心包络 / 三焦
《濒湖脉学》	心 / 膻中	肺 / 胸中	肝 / 胆	脾 / 胃	肾 / 膀胱 / 小肠	肾 / 大肠
《景岳全书》	心 / 心包络	肺 / 膻中	肝 / 胆	脾 / 胃	肾 / 膀胱 / 大肠	肾 / 三焦 / 命门 / 小肠
《医宗金鉴》	心 / 膻中	肺 / 胸中	肝 / 膈胆	脾 / 胃	肾 / 膀胱 / 小肠	肾 / 大肠

人体的经脉之气在体内不断循环往复，从头到脚，从脚到头，一昼夜循行 50 个周次。且白天循行于阳经的时间 3 倍于阴经，夜晚循行于阴经的时间 3 倍于阳经。阴阳的共同作用，保证了机体的正常。

经气在人体的运行

论脉

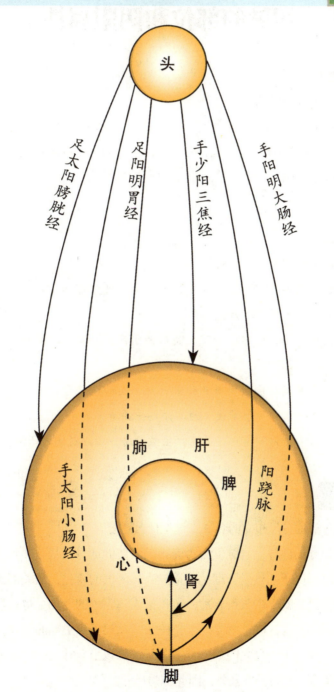

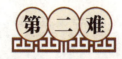

第二难

切脉的部位和阴阳属性

原文

曰：脉有尺寸，何谓也？

然：尺寸者，脉之大要会①也。从关②至尺是尺内，阴之所治③也；从关至鱼际④是寸内，阳之所治⑤也。故分寸为尺，分尺为寸。故阴得尺内一寸，阳得寸内九分。尺寸终始，一寸九分，故曰尺寸也。

注释

①大要会：与"大会"意同。

②关：诊脉的部位名称。位置在掌后高骨，即寸部和尺部的中间，也就是尺和寸的分界之处，所以称为关。

③阴之所治：治，管理、治理。关后为阴，尺在关后，主候肾，所以说阴之所治。

④鱼际：手掌拇指侧肌肉隆起处称为鱼，鱼的边缘称为鱼际。鱼际穴在拇指掌指关节后第一掌骨（手掌面）的二分之一的地方。

⑤阳之所治：关为阳，寸在关前，主候心肺，所以说阳之所治。

译文

问：诊脉部位有尺和寸的名称，这是什么意思呢？

答：尺和寸的部位，是脉气会合而极其紧要的地方。从关部到尺泽穴，是尺以内的部位，属于阴气所管理，可以候人体阴气的变化，从关部到鱼际穴，是寸以内的部位，属于阳气所管理，可以候人体阳气的变化。也就是说除去了从鱼际到关部的一寸，向下就是尺部，除去了从尺泽到关部的一尺，向上就是寸部。阴是关部以下一尺之内的一寸，阳是关部以上一寸之内的九分，由尺到寸的止点和起点，共为一寸九分，因此称为尺寸。

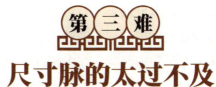

第三难
尺寸脉的太过不及

原文

曰：脉有太过，有不及①，有阴阳相乘②，有覆有溢③，有关有格④，何谓也？

然：关之前者，阳之动也，脉当见九分而浮。过者，法曰太过；减者，法曰不及。遂⑤上鱼为溢，为外关内格，此阴乘之脉也。关之后者，阴之动也，脉当见一寸而沉。过者，法曰太过；减者，法曰不及。遂入尺为覆，为内关外格，此阳乘之脉也。故曰覆溢，是其真脏之脉⑥，人不病而死也。

注释

①有太过，有不及：脉搏超过正常位置的为太过，反之为不及。

②阴阳相乘：脉象与部位的反常。阳，指寸部。阴，指尺部。乘，是乘袭、侵犯之意。

③有覆有溢：形容两种反常的脉象。覆是覆盖，有自上而下覆盖的含义；溢是满溢，有自内向外溢的含义。

④有关有格：关是关闭，格是格拒，都是指人体阴阳之气发生了内外阻隔不通的危象。

⑤遂：形容过盛之脉直前无阻的状态。

⑥真脏之脉：临床上称之为"胃气将绝"，就是脉象缺乏和缓之意。是因阴阳气隔绝而产生的，往往发现于病人濒死之前。

译文

问：脉象有太过，有不及，有的在属阴属阳的部位上相互乘袭，有的下覆上溢，有的关闭格拒，它们具体情况怎样呢？

答：在关部以前的寸部，是阳脉搏动之处，脉象应该是长九分呈浮象。

超过九分的是太过之脉，不足九分的是不及之脉。若阴气太盛逼使寸脉之气向上冲入鱼际，而尺部反而无脉的，称为溢脉。这是由于阳气被关闭于外，阴气格拒于内所致，为阴胜乘阳的脉象。在关部以后的尺部，是阴脉搏动之处，脉形应该是长一寸现沉象。超过一寸的是太过之脉，不足一寸的是不及之脉。若阳气太盛逼使寸脉之气下移入尺部，而寸部反而无脉的，称为覆脉。这是由于阳气关闭于内，阴气被格拒于外所致，为阳胜乘阴的脉象。所以说，覆脉和溢脉，都是真脏脉，出现了此种脉象，即使不见明显的症状，也往往会死亡的。

脉象比较

正常脉

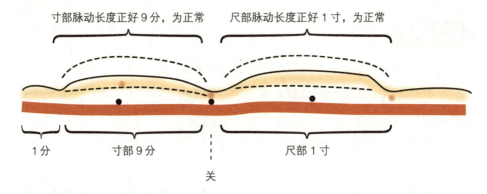

不及

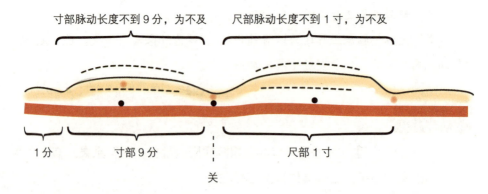

太过

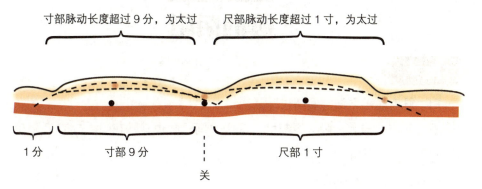

溢脉与覆脉

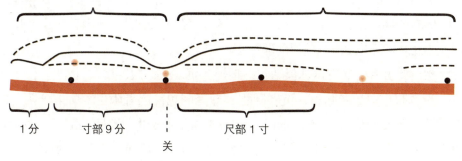

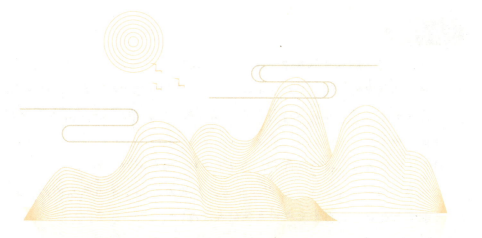

第四难

脉的阴阳

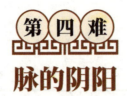

原文

曰：脉有阴阳之法，何谓也？

然：呼出心与肺，吸入肾与肝，呼吸之间，脾也其脉在中。①浮②者阳也，沉③者阴也，故曰阴阳也。

心肺俱浮，何以别之？

然：浮而大散④者心也；浮而短涩⑤者肺也。

肾肝俱沉，何以别之？

然：牢而长⑥者肝也，按之濡，举指来实⑦者肾也。脾者中州⑧，故其脉在中。是阴阳之法也。

脉有一阴一阳，一阴二阳，一阴三阳；有一阳一阴，一阳二阴，一阳三阴。如此之言，寸口有六脉俱动邪？

然：此言者，非有六脉俱动也，谓浮、沉、长、短、滑⑨、涩也。浮者阳也，滑者阳也，长者阳也；沉者阴也，短者阴也，涩者阴也。所谓一阴一阳者，谓脉来沉而滑也，一阴二阳者，谓脉来沉滑而长也，一阴三阳者，谓脉来浮滑而长，时一沉也；所谓一阳一阴者，谓脉来浮而涩也；一阳二阴者，谓脉来长而沉涩也；一阳三阴者，谓脉来沉涩而短，时一浮也。各以其经所在，名病逆顺⑩也。

注释

①呼吸之间，脾也其脉在中：在中，是指在一呼一吸之中，在心肺与肝肾的脉气中，都有脾的脉气。即无论浮取、沉取，各种脉象都有从容和缓的感觉。

②浮：脉象名称。指轻取即得，重按稍减而不空，举之泛泛而有余，如水上漂木的脉象。

③沉：脉象名称。指脉位低沉，轻取不应指，重按始得的脉象。

④大散：两种脉象名称。脉形较正常为大的为大脉；浮而散漫的为散脉。在这里指正常脉象，是形容脉象较大而舒散之感。

⑤短涩：两种脉象名称。脉波动的幅度短，不及本位，应指在关部较明显，而寸、尺两头有不足之感，为短脉。细而迟，往来难且散，或一止复来，为涩脉。

⑥牢而长：牢、长是两种脉象名称。似沉似伏，重按实大弦长之脉象为牢脉，超过本位长而直的脉象为长脉。在这里指正常脉象，是形容脉象较长而有力。

⑦按之濡，举指来实：濡，实是两种脉象名称。脉象浮而细软，轻按可得，重按反不明显，为濡脉；大而长，微强，按之隐指愊愊然，为实脉。在这里指正常脉象，是形容脉象重按较柔软，当手指上举轻按时又较有力。

⑧中州：中焦。

⑨滑：脉象名称。滑脉往来流利，有似圆滑的珍珠，从指下一滑而过的感觉。

⑩逆顺：这里是概括多方面相反的现象，如病变的轻重、预后的良恶、病情与四季气候的是否适应、脉象的正常和反常等。

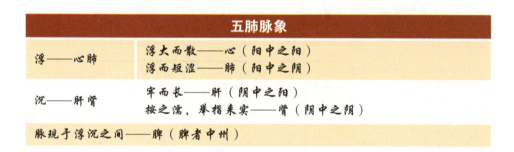

古代医学家在医疗实践中，总结出了丰富的脉象知识，通过不同的脉象来反映人体脏腑的健康状态。

缓脉
一呼一吸之间，脉搏跳动4次。

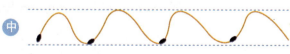

急脉
一呼一吸之间，脉搏跳动7次。

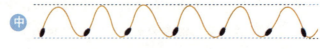

长脉
脉形长，首尾端直，超过本位。

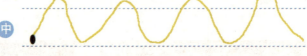

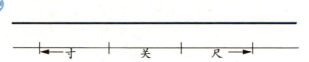

短脉
首尾俱短，不能满部（寸、关、尺三部）。

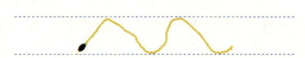

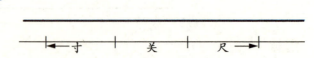

滑脉
往来流利，如珠走盘，应指圆滑。

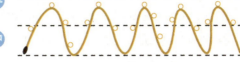

一息

涩脉
脉细而缓，脉率和脉力不匀，往来艰涩不畅，如轻刀刮竹，与滑脉相反。

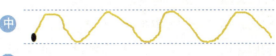

一息

伏脉
重手推筋按骨始得，甚则伏而不见。

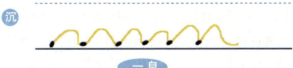

一息

濡脉
浮而形细，势软，搏动力弱，不能重按，按之则无。

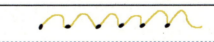

一息

译文

问：诊脉有辨别阴阳的方法，是如何区分的呢？

答：向外呼气的时候与心和肺两脏有关，向里吸气的时候与肾和肝两脏有关，在呼吸的过程中间，脾脏接受精气，它的脉位在中焦。浮脉属阳，沉脉属阴，所以说脉有阴阳脉象的区别。

问：心和肺都是浮脉，应该怎样区分呢？

答：浮而脉形较大且有发散之感，就是心脉；浮而脉体较短且略感滞涩的，就是肺脉。

问：肝和肾都是沉脉，应该怎样区别呢？

答：牢而脉形较长的，就是肝脉；重按较濡，举指轻按时又较有力的，就是肾脉。脾居中焦，所以它从容和缓的脉象包含在浮沉之中，掌握这几点就可以区别脉象的阴阳。

问：脉象有一阴一阳，一阴二阳，一阴三阳；又有一阳一阴，一阳二阴，一阳三阴。照这样的说法，难道寸口部位有六种脉象一起搏动吗？

答：这样说，并不是说六种脉象一起搏动，而是说脉有浮、沉、长、短、滑、涩六种脉象。浮是阳脉，滑是阳脉，长是阳脉；沉是阴脉，短是阴脉，涩是阴脉。所云一阴一阳，就是指脉来沉而兼滑；一阴二阳，是指脉来沉滑而长；一阴三阳，是指脉来在浮滑而长之中，有时又现一沉象；所谓一阳一阴，就是指脉来浮而兼涩；一阳二阴，是指脉来长而沉涩；一阳三阴，是指脉来在沉涩而短之中，有时又现一浮象。应分别用各经（十二经）所在部位，以判断病的逆和顺。

第五难
诊脉的轻重指法

原文

曰：脉有轻重，何谓也？

然：初持脉①，如三菽②之重，与皮毛相得者，肺部也。如六菽之重，与血脉相得者，心部也。如九菽之重，与肌肉相得者，脾部也。如十二菽之重，与筋平者，肝部也。按之至骨，举指来疾③者，肾部也，故曰轻重也。

> **寸口为人体经脉之大汇**
>
> 寸口包括寸、关、尺三部，各有浮、中、沉三候，共九候。十二经脉贯穿全身，最后在手太阴的寸口部位聚合。所以，寸口为人体经脉之大汇，通过切寸口脉就可以诊断全身疾病。

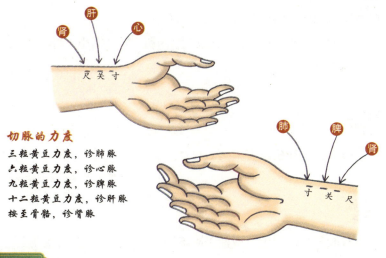

切脉的力度

三粒黄豆力度，诊肺脉
六粒黄豆力度，诊心脉
九粒黄豆力度，诊脾脉
十二粒黄豆力度，诊肝脉
按至骨骼，诊肾脉

注释

①持脉：按脉、切脉。

②菽（shū）：豆类的总称，在此指大豆，是以大豆的重量来约略说明按脉所使用的指力。

③举指来疾：举指，轻按。来疾，脉来有力而急迫。

译文

问：诊脉的指法有轻有重，应该怎样掌握呢？

答：开始按脉时，使用指压，如三粒大豆的重量，轻按在皮毛即可触知的脉象，是肺部脉；如六粒大豆的重量，按在血脉而触知的脉象，是心部脉；如九粒大豆的重量，按在肌肉之间可触知的脉象，是脾部脉；如十二粒大豆的重量，按之与筋相平，方可触知的脉象，是肝部脉；如按之触到骨，松指上举而轻按之，脉来疾速有力的，是肾部脉。所以说，按脉在指法上是有轻有重的。

第六难
脉象的阴阳虚实

原文

曰：脉有阴盛阳虚，阳盛阴虚，何谓也？

然：浮之损小①，沉之实大，故曰阴盛阳虚。沉之损小，浮之实大，故曰阳盛阴虚。是阴阳虚实之意也。

注释

①损小：形容脉来细软而有不足的现象。

译文

问：脉象有偏于阴盛阳虚，或偏于阳盛阴虚的，为什么这样说呢？

答：浮取感到脉象减弱细小，沉取感到脉象充实洪大，因此叫作阴盛阳虚。沉取感到脉象减弱细小，浮取感到脉象充实洪大，因此叫作阳盛阴虚，这就是从脉位、脉象上来分辨阴阳虚实的意思。

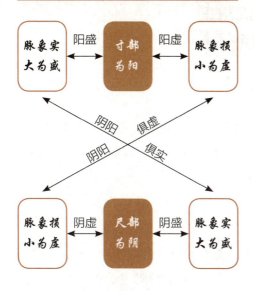

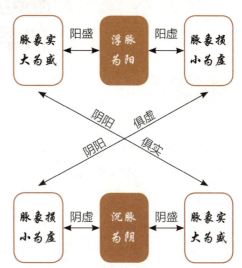

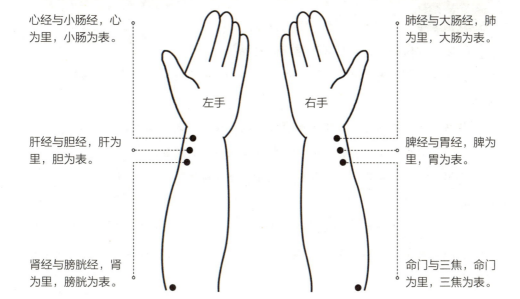

第七难

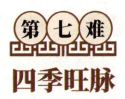

四季旺脉

原文

曰：经①言少阳之至，乍②大乍小，乍短乍长；阳明之至，浮大而短；太阳之至，洪③大而长；少阴之至，紧④大而长；太阴之至，紧细⑤而长；厥阴之至，沉短而紧。此六者，是平⑥脉耶？将病脉耶？

然：皆王脉⑦也。

曰：其气以何月，各王几日？

然：冬至之后，初得甲子⑧少阳王，复得甲子阳明王，复得甲子太阳王，复得甲子少阴王，复得甲子太阴王，复得甲子厥阴王。王各六十日，六六三百六十日，以成一岁。此三阳三阴之王时日大要也。

注释

①经：古代医经，即有关医学理论的典籍。

②乍："乍"犹"或"，不定之意。《一切经音义》引《仓颉》："乍，两辞也。"

③洪：脉象的名称。脉幅大而有力，满于指下，来时盛大，去时较弱。

④紧：脉象的名称。脉来绷紧，状如牵绳转索的脉象。

⑤细：脉象的名称。脉细如线而应指明显的脉象。

⑥平：正常。

⑦王脉：王与旺通，即旺盛的意思。在每一时令季节中，适应气候正常变化所表现的脉象，统称为旺脉。如春弦、夏钩、秋毛、冬石等，都属于当令的旺脉之类。

⑧甲子：古人纪年月日时的符号，甲是十天干之首，子是十二地支之首，以十天干依次分配十二地支，如甲子、乙丑、丙寅等，共得六十个干支，称为花甲，用它来纪日，从甲子日起，到癸亥日止，共为六十天。

译文

问：医经上说：少阳脉来的状态，是不规则的，是忽大忽小，忽短忽长；阳明的脉来，是浮大而短；太阳的脉来，是洪大而长；太阴的脉来，是紧细而又不足；少阴的脉来，是细而长；厥阴的脉来，是沉短而紧。这六种脉，是正常脉呢？还是病脉？

答：这些都是符合时令季节当旺的脉象。

问：它和时气的相应，是在哪几个月，各旺几天呢？

答：从冬至后的第一个甲子日开始，此后的六十天中，是少阳当旺的时期；接下去第二个甲子日开始的六十天，是阳明当旺的时期；再下去的第三个甲子日开始的六十天，是太阳当旺的时期；再下去的第四个甲子日开始的六十天，是太阴当旺的时期；再下去的第五个甲子日开始的六十天，是少阴当旺的时期；再下去的第六个甲子日开始的六十天，是厥阴当旺的时期。每一当旺的时期，各为六十天，六六三百六十天，就成为一年。这就是三阳三阴在一年中当旺时日的大概情况。

三阴三阳王时		王脉
少阳	冬至后第一个甲子	乍大乍小，乍短乍长
阳明	冬至后第二个甲子	浮大而短
太阳	冬至后第三个甲子	洪大而长
太阴	冬至后第四个甲子	紧大而长
少阴	冬至后第五个甲子	紧细而微
厥阴	冬至后第六个甲子	沉短而敦

王叔和，魏晋年间著名医学家，精研医学，对脉诊尤为重视。其所著的《脉经》十卷，是现存最早的脉学专书。下图就是他创作的六甲旺脉图，从这幅图可以看出，人体每个月都有一旺脉，脉象的表现在每个时段也不一样，所以可以以此作为诊断和治疗疾病的依据。

王叔和六甲旺脉图

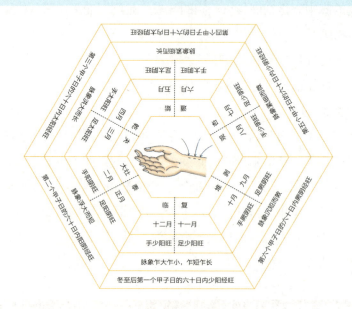

第八难

寸口脉平而死的原因

原文

曰：寸口①脉平而死者，何谓也？

然：诸十二经脉者，皆系于生气之原②。所谓生气之原者，谓十二经之根本也，谓肾间动气③也。此五脏六腑之本，十二经脉之根，呼吸之门④，三焦之原，一名守邪之神⑤。故气者，人之根本也，根绝则茎叶枯矣。寸口脉平而死者，生气独绝于内也。

注释

①寸口：这里指寸部。
②生气之原：生气，指元气而言，此言元气的根源。
③肾间动气：两肾之间所藏的真元之气。
④呼吸之门：门，关键，意为呼吸出入的关键。
⑤守邪之神：守，防御，此言肾气具有防御外邪进犯的作用。

肾间动气为生气的本原 {
- 十二经经气之根本
- 五脏六腑之本
- 呼吸之门
- 三焦之原
- 守邪之神
}

译文

问：寸部脉还较正常而患者却死亡的，这是什么原因呢？

答：十二经脉，都与元气相联系，而元气的根源，也就是十二经的根本，即肾间动气。它是五脏六腑、十二经之根本，是呼吸出入的关键，是三焦气化的动力，具有防御外邪进犯的作用，故称"守邪之神"。所以说人体的元气，是人生命的根本，如果根本已经断绝，茎叶也就枯槁了。寸部脉虽然较正常而患者却死亡，就是由于元气首先断绝于内的缘故。

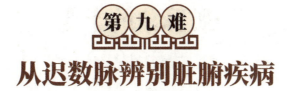

从迟数脉辨别脏腑疾病

原文

曰：何以别知脏腑之病耶？

然：数①者腑也，迟②者脏也。数则为热，迟则为寒。诸阳为热，诸阴为寒。故以别知脏腑之病也。

注释

①数（shuò）：脉象的名称。来去急促，在一呼一吸的时间内，跳动六七次的叫数。

②迟：脉象的名称。去来极慢，在一呼一吸之间脉搏的跳动只有三次，叫迟脉。

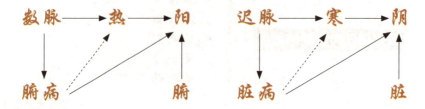

译文

问：怎样从脉象上区别和推断脏腑的疾病呢？

答：数脉主腑病，迟脉主脏病。出现数脉的就是热证，出现迟脉的就是寒证。许多出现阳脉的病症多热证，出现阴脉的病症多寒证，因此可以根据脉象的迟数来区别和推断脏腑的病变。

第十难

一脏脉象的十变

原文

曰：一脉为十变①者，何谓也？

然：五邪②刚柔相逢③之意也。假令心脉急④甚者，肝邪干⑤心也；心脉微急者，胆邪干小肠也；心脉大甚者，心邪自干心也；心脉微大者，小肠邪自干小肠也；心脉缓⁶甚者，脾邪干心也；心脉微缓者，胃邪干小肠也；心脉涩甚者，肺邪干心也；心脉微涩者，大肠邪干小肠也；心脉沉甚者，肾邪干心也；心脉微沉者，膀胱邪干小肠也。五脏各有刚柔邪，故令一脉辄变为十也。

注释

①十变：一脏的脉象，产生十种变态。

②五邪：五脏与五腑的病邪，统称为五邪。

③刚柔相逢：刚柔是相对的两个方面，阳为刚，阴为柔，这里主要是区别脏腑的属性，如属阳的腑为刚，属阴的脏为柔。相逢，即相互传变的意思。刚柔相逢，就是阳刚和阴柔的同气相求、相互传变的关系。

④心脉急：心脉，指心脉部位——左寸部。急，是一种急迫有力，似弦、紧的脉象。

⑤干：侵犯。

⑥缓：脉象的名称。一息四至，来去弛缓松懈的脉象。

肝邪干心	急甚	胆邪干小肠	微急
心邪自干心	大甚	小肠邪自干小肠	微大
脾邪干心	缓甚	胃邪干小肠	微缓
肺邪干心	涩甚	大肠邪干小肠	微涩
肾邪干心	沉甚	膀胱邪干小肠	微沉

译文

问：一脏的脉象产生十种变态，它的具体情况是怎样的？

答：这是由于五脏六腑的病邪，各按阳刚和阴柔的同气相求的关系，互为影响、传变而产生的变态。例如心脉急甚的，是肝脏的病邪侵犯心；心脉微急的，是胆腑的病邪侵犯小肠；心脉大甚的，是心的病邪自犯心脏；心脉微大的，是小肠的病邪自犯小肠；心脉缓甚的，是脾脏的病邪侵犯心；心脉微缓的，是胃腑的病邪侵犯小肠；心脉涩甚的，是肺脏的病邪侵犯心；心脉微涩的，是大肠的病邪侵犯小肠；心脉沉甚的，是肾脏的病邪侵犯心；心脉微沉的，是膀胱的病邪侵犯小肠。因为五脏都有脏腑病邪互为影响的关系，所以每一脏的脉象，往往能出现十种变态。

人体与五行
人体各部五行归类表

五行	木	火	土	金	水
五(六)气	风	暑（热）	湿	燥	寒
五方	东	南	中	西	北
五季	春	夏	长夏	秋	冬
天干	甲、乙	丙、丁	戊、己	庚、辛	壬、癸
地支	寅、卯	巳、午	辰、戌、丑、未	申、酉	亥、子
五色	青	赤	黄	白	黑
五味	酸	苦	甘	辛	咸
五臭	臊	焦	香	腥	腐
五志	怒	喜	思	悲	恐
五体	筋	脉	肉	皮	骨
五华	爪	面	唇	毛	发
五液	泪	汗	涎	涕	唾
五脏	肝	心（心包）	脾	肺	肾
六腑	胆	小肠（三焦）	胃	大肠	膀胱
十二经	足厥阴肝经 足少阳胆经	手少阴心经 手厥阴心包经	足太阴脾经 足阳明胃经 手太阳小肠经 手少阳三焦经	手太阴肺经 手阳明大肠经	足少阴肾经 足太阳膀胱经
我生者	火、热	土、湿	金、燥	水、寒	木、风
生我者	水、寒	木、风	火、热	土、湿	金、燥
我克者	土、湿	金、燥	水、寒	木、风	火、热
克我者	金、燥	水、寒	木、风	火、热	土、湿

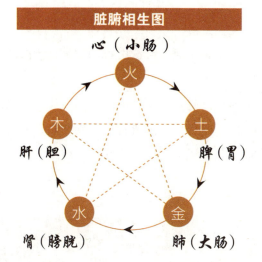

脏腑相生图

第十一难
歇止脉与脏气衰竭的关系

原文

曰：经言脉不满五十动而一止①，一脏无气者，何脏也？

然：人吸者随阴入，呼者因阳出②。今吸不能至肾，至肝而还，故知一脏无气者，肾气先尽也。

注释

①止：脉搏的歇止。

②吸者随阴入，呼者因阳出：阴、阳，这里是指脏器的上下部位而言，也就是阴指下焦的肝肾，阳指上焦的心肺。又因吸入和向下都是阴的属性，下焦的肝肾属阴，所以吸入之气，由上而下，深入肝肾，称之为"随阴入"。呼出与向上都是阳的属性，上焦的心肺属阳，所以呼出之气，由下而上自心肺而出，称之为"因阳出"。

译文

问：医经上说，脉搏在不满五十次的跳动中歇止一次，是一脏已没有生气的表现，这究竟指哪一脏呢？

答：人在吸气的时候，是随着下焦肝肾的纳气作用而向内深入，呼气的时候，是通过上焦心肺的行气作用，向外推出。现在吸入的气，不能深达位于最下面的肾脏，只到肝脏就返回去了。所以知道一脏无气的，是肾脏得不到供养而气先衰竭了。

关于歇止脉										
正常脉：十息，脉动五十次										
	一息	二息	三息	四息	五息	六息	七息	八息	九息	十息
肺	一	六	十一	十六	二十一	二十六	三十一	三十六	四十一	四十六
心	二	七	十二	十七	二十二	二十七	三十二	三十七	四十二	四十七
脾	三	八	十三	十八	二十三	二十八	三十三	三十八	四十三	四十八
肝	四	九	十四	十九	二十四	二十九	三十四	三十九	四十四	四十九
肾	五	十	十五	二十	二十五	三十	三十五	四十	四十五	五十

一脏无气的歇止脉										
	一息	二息	三息	四息	五息	六息	七息	八息	九息	十息
肺	一	五	九	十三	十七	二十一	二十五	二十九	三十三	三十七
心	二	六	十	十四	十八	二十二	二十六	三十	三十四	三十八
脾	三	七	十一	十五	十九	二十三	二十七	三十一	三十五	三十九
肝	四	八	十二	十六	二十	二十四	二十八	三十二	三十六	四十
肾										

歇止脉比较表

	脉象	主病
促脉	脉来急数而时有一止，止无定数	气血痰饮，宿食停滞，痈肿实热。属阳盛而阴不和
结脉	脉来缓慢而时有一止，止无定数	气壅痰滞，气郁不调，瘀血积聚。属阴盛而阳不和
代脉	脉来较慢，止时良久，止有定数	脏气衰微，风症痛症，惊恐所伤，跌打损伤

第十二难

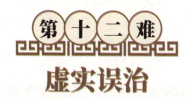

虚实误治

原文

曰：经言五脏脉已绝①于内②，用针者反实其外②；五脏脉已绝于外，用针者反实其内。内外之绝，何以别之？

然：五脏脉已绝于内者，肾肝气已绝于内也，而医反补其心肺；五脏脉已绝于外者，心肺气已绝于外也，而医反补其肾肝。阳绝补阴，阴绝补阳，是谓实实虚虚③，损不足而益有余。如此死者，医杀之耳。

注释

①绝：脏气虚绝，也包括一切虚损不足的现象而言。

②内、外：内为阴，是指属阴的肝肾为内。外为阳，是指属阳的心肺为外。

③实实虚虚：前一实字指补法，后一实字指实证，前一虚字指泻法，后一虚字指虚证。

译文

问：医经上说，五脏的脉象，表现出内部已经虚损，而医者在针刺治疗时反而补其外部；五脏的脉象，表现出外部已经虚绝，而医者在针刺治疗时反而补其内部。这种内部与外部虚绝的情况，怎样区别呢？

答：五脏脉虚损于内部的，是指肝肾之气已在内部虚损，在治疗上理应以补阴为主，而医者反去补益其属阳的心肺二脏。五脏脉虚损于外部的，是指心肺之气已在外部虚损，治疗理应以补阳为主，而医者反去补益属阴的肝肾二脏。属阳的脏器已经虚损，反去补益实而不虚的阴脏，助阴则阳气愈竭；属阴的脏器已经虚损，反去补益实而不虚的阳脏，益阳刚愈损其阴，这就是所谓对已实的再使其实，对已虚的再使其虚，损耗了其中的不足，补益了其中的有余，像这样造成的死亡，就是因为医生的误治而造成的。

虚实证的误治

五脏的内外阴阳属性

	脉象	位置	五体	五脏
阳（外）	三颗黄豆力度的浮脉	肺位于胸腔最上方	皮毛位于最外层	肺
阳（外）	六颗黄豆力度的浮脉	心位于肺之下	血脉在皮毛之内	心
中州	九颗黄豆力度的脉动	脾位于五脏之中	肌肉位于五体之中	脾
阴（内）	十二颗黄豆力度的沉脉	肝位于脾之下	筋位于肌肉之下	肝
阴（内）	重按至骨可得到的沉脉	肾位于肝之下	骨在五体的最内层	肾

肾虚补心误治图

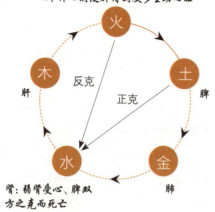

肝虚补肺误治图

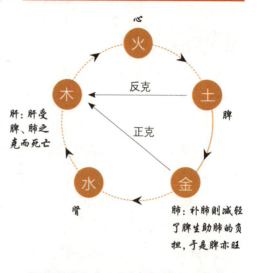

心虚补肾误治图

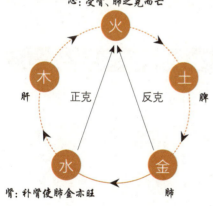

肺虚补肝误治图

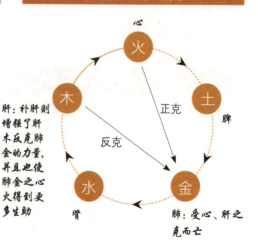

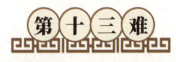

第十三难
色脉尺肤诊法之间的关系

原文

曰：经言见其色而不得其脉，反得相胜①之脉者即死，得相生①之脉者，病即自已。色之与脉当参相应②，为之奈何？

然：五脏有五色，皆见于面，亦当与寸口、尺内③相应。假令色青，其脉当弦④而急；色赤，其脉浮大而散；色黄，其脉中缓而大；色白，其脉浮涩而短；色黑，其脉沉濡而滑。此所谓五色之与脉，当参相应也。脉数，尺之皮肤亦数⑤；脉急，尺之皮肤亦急；脉缓，尺之皮肤亦缓；脉涩，尺之皮肤亦涩；脉滑，尺之皮肤亦滑。

五脏各有声、色、臭、味⑥，当与寸口、尺内相应，其不应者病也。假令色青，其脉浮涩而短，若大而缓为相胜；浮大而散，若小而滑为相生也。经言知一为下工，知二为中工，知三为上工。上工者十全九，中工者十全七，下工者十全六。此之谓也。

五脏声色臭味与寸口脉、尺肤诊的参应关系

五脏		肝	心	脾	肺	肾
五行		木	火	土	金	水
五声		呼	笑	歌	哭	呻
五臭		臊	焦	香	腥	腐
五味		酸	苦	甘	辛	咸
色脉相应	色	青	赤	黄	白	黑
	脉	弦而急	浮大而散	中缓而大	浮涩而短	沉濡而滑
脉尺相应	脉	急	数	缓	涩	滑
	尺	急	数（热）	缓	涩	滑

注释

①相胜、相生：用五行生克的理论说明五脏与色脉的关系（包括声、臭、味）。肝属木，心属火，脾属土，肺属金，肾属水。五行相生次序是：木生火，火生土，土生金，金生水，水生木。五行相克次序是：木克土，土克水，水克火，火克金，金克木。五脏各有一定的色脉，它们之间如出现相克的情况，叫作相胜，也叫相乘；出现相生的情况，就叫相生。一般地说，相生的预后较良，相胜的预后不良。

②当参相应：参，是参合。相应，是相互适应，即两相符合的意思。

③尺内：尺部以内的皮肤。在前臂内侧，从掌后高骨的关部，到臂弯横纹处尺泽穴，计长同身寸一尺。这段的皮肤，叫作尺之皮肤，简称尺肤。

④弦：脉象的名称。端直而长，如按琴弦为弦脉。

⑤脉数，尺之皮肤亦数：数脉主热病，它的跳动是一息六次，说明血脉的流动是非常快的。尺之皮肤亦数，这里的"数"，根据脉象是指尺部皮肤有热而言。

⑥五脏各有声、色、臭、味："臭"，指嗅觉感到的五种气味，统称"五臭"。五脏与声、色、臭、味及脉象、尺肤相应情况参见上表。

译文

问：医经上说，看到病人所表现的面色，而得不到与之相应的脉象，反而发现与之相克脉象的，可能死亡。倘发现相生脉象的，疾病也就会自然痊愈。面色与脉诊应当参合起来看它是否相应，这在临床上究竟如何应用呢？

答：五脏有五种不同的颜色，都能显现于面部，但还应当和寸口的脉象、尺肤的色泽相适应。例如患者面部呈青色，脉象就应当弦而带急；面呈赤色，脉象应当浮大而带散；面呈黄色，脉象应当中缓而带大；面呈白色，脉象应当浮涩而带短；面呈黑色，脉象应当沉濡而带滑，这就是所谓五脏的色诊与脉诊，应当参合相适应的情况。脉象频数的，尺部的皮肤也显现热象；脉象急促，尺部的皮肤也显现紧急；脉象徐缓，尺部的皮肤也显现弦缓；脉象涩的，尺部的皮肤也现涩滞；脉象滑的，尺部的皮肤也现滑利。

五脏各有其所属的声音、气色、臭气和味道，但还应和寸口的脉象、尺内的色泽相适应。如果不相适应的，就是有了疾病。假如患者面部呈青色，而诊得的脉象是浮涩而带短，或是大而带缓，都是相克的脉象。如果诊得的脉象是浮大而带散，或是小而带滑，便都是相生的脉象。医经上说，在察色、按脉、诊尺肤的三个方面只能掌握其中之一的，称为下工，能掌握两种的，称为中工，能三者相互配合而进行诊断的，就可以称为上工。上工医治十个病人可治愈九个，中工医治十个病人可治愈七个，下工医治十个病人只能治愈六个，这些就是指运用上述的诊断法而言。

尺肤诊断法

尺肤与全身脏腑经气相通，通过诊察尺肤的情况，作为了解全身病情的一种依据，称为"尺肤诊法"。尺肤指的是由肘至腕（手掌横纹到肘部内侧横纹）的一段皮肤。

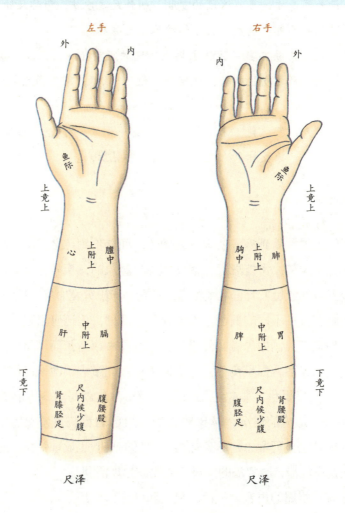

第十四难
损至脉的病证及治法

原文

曰：脉有损至①，何谓也？

然：至之脉，一呼再至曰平②，三至曰离经③，四至曰夺精④，五至曰死⑤，六至曰命绝⑥。此至之脉也。何谓损？一呼一至曰离经，再呼一至曰夺精，三呼一至曰死，四呼一至曰命绝。此损之脉也。至脉从下上，损脉从上下也。

注释

①损至：损，减损，有退的含义；至，极、最，有进的含义。这里指脉搏次数较正常减少的，就是损，增多的就是至。

②一呼再至曰平：这里的至，是脉的搏动。平是气血和平，即正常的意思。一呼再至，就是在一呼气的时间内，脉跳动两次。

③离经：脉搏至数背离了正常的规律性。

④夺精：人体的精气被耗散了的意思。

⑤死：极端危险，濒于死亡。

⑥命绝：死亡。

译文

问：脉搏有损和至的现象，它们的情况是怎么样的？

答：至脉是一呼脉搏两次的叫作平脉，一呼脉搏三次的叫作离经，一呼脉搏四次的叫作夺精，一呼脉搏五次的叫作死脉，一呼脉搏六次的叫作命绝，这些就是至脉的现象。所谓损脉是怎样的呢？一呼脉搏一次叫作离经，两呼脉搏一次叫作夺精，三呼脉搏一次叫作死脉，四呼脉搏一次叫作命绝，这就是损脉的现象。至脉致病，由肾脏上传到肺，是从下向上传变的，损脉则由肺脏下传到肾，是从上向下传变的。

损脉与至脉

损脉

名称	脉象	意义
离经	一呼脉动一次	已非正常脉象
夺精	二呼脉动一次	精气已失
死脉	三呼脉动一次	已无法医治
命绝	四呼脉动一次	即将死亡

至脉

名称	脉象	意义
离经	一呼脉动三次	已非正常脉象
夺精	一呼脉动四次	精气已失
死脉	一呼脉动五次	已无法医治
命绝	一呼脉动六次	即将死亡

病症发展状况

五损	现象	五脏	损脉病症	至脉病症
一损	皮肤起皱，毛发脱落	肺	从上向下传变 ↓ 死	死 ↑ 从下往上传变
二损	血脉虚少，脏腑失养	心		
三损	肌肉松弛瘦弱	脾		
四损	筋痿力弱，运动不利	肝		
五损	骨痿无力，不能行走	肾		

原文

损脉之为病奈何？

然：一损损于皮毛，皮聚而毛落；二损损于血脉，血脉虚少，不能荣于五脏六腑；三损损于肌肉，肌肉消瘦，饮食不能为肌肤；四损损于筋，筋缓不能自收持；五损损于骨，骨痿不能起于床。反此者，至脉之病也。从上下者，骨痿不能起于床者死；从下上者，皮聚而毛落者死。

译文

问：损脉的病证情况怎样呢？

答：一损是损害肺所主的皮毛，主要是皮肤皱缩和毛发脱落；二损是损害心所主的血脉，主要是血脉虚衰不足，不能正常运行以营养五脏六腑；三损是损害脾所主的肌肉，主要是肌肉消瘦，饮食物的养料不能输布到肌肉与皮肤；四损是损害肝所主的筋，主要是筋缓弱，不能自主收缩和支持；五损是损害肾所主的骨，主要是骨痿软无力，不能起床。相反，就是至脉的病症。病从上向下传变，到了骨痿无力不能起床的程度就是死亡；病从下向上传变，到了皮肤皱缩毛发脱落的程度，也将死亡。

原文

治损之法奈何？

然：损其肺者，益其气；损其心者，调其荣卫；损其脾者，调其饮食，适其寒温；损其肝者，缓其中①；损其肾者，益其精。此治损之法也。

注释

①缓其中：缓，和缓。因为肝主怒，其气急，而甘味是性缓的，所以和缓其中，就是用甘味来调和的治法。

译文

问：治损的方法怎样呢？

答：损害肺的，当补益其肺气；损害心的，当调和其营卫，促使气血的正常运行；损害脾的，当调节饮食，起居保持冷热适宜；损害肝的，用甘药和缓肝气；损害肾的，当补益其精气，这些就是治疗虚损的方法。

原文

脉有一呼再至，一吸再至；有一呼三至，一吸三至；有一呼四至，一吸四至；有一呼五至，一吸五至；有一呼六至，一吸六至；有一呼一至，一吸一至；有再呼一至，再吸一至；有呼吸再至。脉来如此，何以别知其病也？

然：脉来一呼再至，一吸再至，不大不小曰平。一呼三至，一吸三至，为适得病，前大后小，即头痛、目眩，前小后大，即胸满、短气。①一呼四至，一吸四至，病欲甚，脉洪大者，苦烦满，沉细者，腹中痛，滑者，伤热，涩者，中雾露。一呼五至，一吸五至，其人当困，②沉细夜加，浮大昼加，不大不小，虽困可治，其有大小者，为难治。一呼六至，一吸六至，为死脉也，沉细夜死，浮大昼死。一呼一至，一吸一至，名曰损，人虽能行，犹当着床，所以然者，血气皆不足故也。再呼一至，再吸一至，（呼吸再至）名曰无魂，无魂③者当死也，人虽能行，名曰行尸④。

注释

①前大后小，即头痛、目眩，前小后大，即胸满、短气：前，关前，指寸脉。后，关后，指尺脉。前大后小，病气在阳，会出现头痛、目眩，相反的，前小后大，病气在阴，也就会出现胸满、短气。

②其人当困：困是指热甚伤阴，使病人困倦，病势趋于危急的意思。因为一呼一吸之间，脉跳动十次，可见热甚已极，耗伤阴液，由阴虚而陷于困倦，所以说其人当困。

③无魂：精神失常的严重状态。

④行尸：病人已濒于死亡，虽能勉强行走，实际上等于尸体在走一样，所以叫行尸。

译文

问：脉有在一呼搏动两次，一吸搏动两次的；有在一呼搏动三次，一吸搏动三次的；有在一呼搏动四次，一吸搏动四次的；有在一呼搏动五次，一吸搏动五次的；有在一呼搏动六次，一吸搏动六次的；另有在一呼搏动一次，一吸搏动一次的；有两呼搏动一次，两吸搏动一次的；也有在一呼一吸搏动两次的。脉的搏动有这些情况，怎样去辨别和推断它所生的病证呢？

答：脉搏在一呼搏动两次，一吸也搏动两次，搏动的力量不大不小，是正常的脉象。如一呼搏动三次，一吸搏动也三次的，是刚刚开始发病的脉象，如寸部脉大、尺部脉小，主发生头痛、目眩的病；若寸部脉小，而尺部脉大，主发生胸部烦满、呼吸短促的病。脉搏一呼四次，一吸也四次的，是病势将要加重的脉象，如脉象洪大的，则有胸中烦躁满闷的病证；如脉象细沉的，主腹部疼痛；如脉滑的，是伤于热的病；脉涩的，是受了雾露等寒湿之气。脉搏一呼五次，一吸也是五次的，病人情况就已相当危重了，如脉沉细的，病情在夜里加重，脉浮大的，病情在白天加重；如搏动的力量不大不小的，虽有困倦，还可以治疗，假使发现大小不一，那就难治了。脉搏一呼六次，一吸也六次的，是预后不良的死脉，如脉沉细的，可能在夜间死亡，脉浮大的，可能在白天死亡。脉搏一呼一次，一吸一次的，称为损脉，病人虽然还能行走，但终究是卧床不起的，之所以会这样，是气血不足的缘故。脉搏两呼一次，两吸一次的，叫作无魂，这种已没有魂的病人，当趋于死亡，虽还能勉强行走，也只能叫作行尸。

原文

上部有脉，下部无脉，其人当吐，不吐者死。上部无脉，下部有脉，虽困无能为害。所以然者，人之有尺，譬如树之有根，枝叶虽枯槁，根本将自生。脉有根本，人有元气，故知不死。

译文

寸部有脉，尺部无脉，病人应当呕吐，如果不呕吐的，是元气衰竭的现象，属于死症。寸部无脉，尺部有脉，病情虽现严重，仍不致为害。其所以会这样，是因为病人有了尺脉，好像树木有了根本一样，在上的枝叶虽然已经枯萎，只要在下的根部生机尚在，仍会再生长。脉有了根本，说明病人还有元气，所以可以诊断为不是死症。

损脉、至脉与数脉、迟脉

十四难第四个问答内容

病程	脉动频率	症状	说明
初发病阶段	一息脉动六次	寸大尺小，则头痛目眩；寸小尺大，则胸满气短	相当于至脉中的离经
病情加重	一息脉动八次	脉象洪大，则口苦烦闷；脉象沉细，则腹中疼痛；脉滑伤于热邪；脉涩伤于雾露湿邪	相当于至脉中的夺精
病情危重	一息脉动十次	脉象沉细，夜间病情加剧；脉象浮大，白天病情加剧；脉象没有大小不一的现象，可治愈；脉象大小不一，则无法治愈	相当于至脉中的死脉
濒临死亡	一息脉动十二次	脉象沉细，则夜间死亡；脉象浮大，则白天死亡	相当于至脉中的命绝

名称	脉动频率	症状	说明
损脉	一息脉动两次	气血俱虚，虽可走动，终会卧床不起	相当于损脉中的离经，但有矛盾处
无魂	一息脉动一次	如同死人，行尸而已	相当于损脉中的夺精，但有矛盾处

寸部有脉，尺部无脉	病人会有呕吐症状，否则会死亡
寸部无脉，尺部有脉	元气未伤，性命可保

损脉与至脉

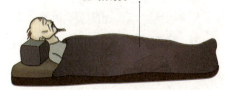

损脉、至脉，病情严重、危险，病人呼吸不均匀，呼气明显，吸气微弱。

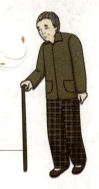

数脉、迟脉的病人呼吸较均匀，故可以息计脉数。

第十五难

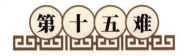

四季的正常和异常脉象

原文

曰：经言春脉弦，夏脉钩，秋脉毛，冬脉石。是王脉耶？将病脉也？

然：弦、钩、毛、石者，四时之脉也。

春脉弦者，肝东方木也，万物始生，未有枝叶，故其脉之来，濡弱而长，故曰弦。

夏脉钩者，心南方火也，万物之所茂，垂枝布叶，皆下曲如钩，故其脉之来疾去迟，故曰钩。

秋脉毛者，肺西方金也，万物之所终，草木华叶，皆秋而落，其枝独在，若毫毛也。故其脉之来，轻虚以浮，故曰毛。

冬脉石者，肾北方水也，万物之所藏也，盛冬之时，水凝如石，故其脉之来，沉濡而滑，故曰石。此四时之脉也。

译文

问：医经上说，春季的脉象是弦脉，夏季是钩脉，秋季是毛脉，冬季是石脉。这些是四季当令的旺脉呢，还是有病的脉象？

答：弦、钩、毛、石各脉象，都是四季旺脉。

春季所以见弦脉，是由于它所相应的肝脏属东方木。初春万物开始生长，树木还没有长出枝叶，所以脉气来的时候，表现出濡弱而带长的形象，因此叫作弦脉。

夏季所以见钩脉，是由于它所相应的心脏属南方火。万物在夏季生长是最为繁荣茂盛的时候，树枝结满了果实下垂，绿叶成荫，都是向下弯曲像钩子一样，所以脉气来的时候，表现来时疾速，去时迟缓，因而叫作钩脉。

秋季所以见毛脉，是由于它所相应的肺脏属西方金。这是万物生长到了终极，已届收成的季节，草木的花叶，到了秋天枯萎脱落，只有树枝还单独存在着，像人身上的毫毛一样，所以脉气来的时候，表现像毛一样轻虚而带浮象，因此叫作毛脉。

冬季所以见石脉，是由于它所相应的肾脏属北方水。这是万物生机潜伏闭藏的季节，在隆冬的时候，水凝结的像石块一样，所以脉气来的时候，表现沉濡而带滑，因而叫作石脉。以上这几种就是四季当令的脉象。

原文

如有变奈何？

然：春脉弦，反者为病。

何谓反？

然：其气来实强，是谓太过，病在外；气来虚微，是谓不及，病在内。脉来厌厌聂聂①，如循榆叶曰平；益实而滑，如循长竿曰病；急而劲益强，如新张弓弦曰死。春脉微弦曰平；弦多胃气少曰病；但弦无胃气曰死，春以胃气为本。

夏脉钩，反者为病。何谓反？

然：其气来实强，是谓太过，病在外；气来虚微，是谓不及，病在内。其脉来累累如环②，如循琅玕③曰平；来而益数，如鸡举足④者曰病；前曲后居⑤，如操带钩曰死。夏脉微钩曰平，钩多胃气少曰病，但钩无胃气曰死。夏以胃气为本。

秋脉毛，反者为病。何谓反？

然：其气来实强，是谓太过，病在外；气来虚微，是谓不及，病在内。其脉来蔼蔼如车盖⑥，按之益大曰平；不上不下，如循鸡羽⑦曰病；按之萧索⑧，如风吹毛曰死。秋脉微毛曰平，毛多胃气少曰病，但毛无胃气曰死。秋以胃气为本。

冬脉石，反者为病。何谓反？

然：其气来实强，是谓太过，病在外；气来虚微，是谓不及，病在内。脉来上大下兑⑨，濡滑如雀之喙⑩曰平；啄啄连属，其中微曲曰病；来如解索，去如弹石曰死。冬脉微石曰平，石多胃气少曰病；但石无胃气曰死。冬以胃气为本。

五种基本脉象

切脉是中医诊断疾病的重要途径，医生就是靠感知脉搏的微小变化来诊断疾病的。根据脉搏动时的形态，可以将脉搏分为以下几种基本脉象：

论脉

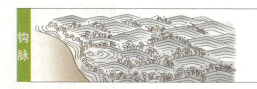

钩脉：脉的搏动有力，就像海浪拍岸，来时力强而去时力衰，又叫洪脉，具有这种脉象的人阳气正盛。

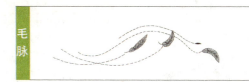

毛脉：脉的搏动无力，轻虚而浮，这种脉象表明人体的少阴初生。

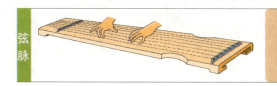

弦脉：脉的搏动紧张，如同触按琴弦一般带有弹性。这种脉象表明人体的阳气初生，"端直以长，故曰弦。"

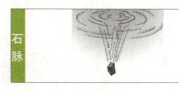

石脉：脉的搏动虽有力，但需重按，轻按则不足，如同石沉水底。这种脉象表明人体内的阳藏而阴盛。

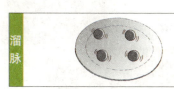

溜脉：脉的搏动滑而和缓，就像光滑的盘中放置的滚珠前后往来，又叫滑脉。这种脉象表明人体内的阴阳平和。

四时五脏脉象常异的对照

人体脉象会随着不同季节气候冷暖的变化而变化，所以，每个季节都有其对应的常脉，与之不相应的脉则是病脉或死脉。

夏季：气在心
1. 常脉 像滚动的圆珠，圆滑往来。
2. 病脉 脉搏急促相连，就像喘气一样，并有微曲之象。
3. 死脉 脉搏前曲后居，如同手持带钩。

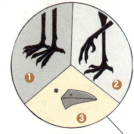

秋季：气在肺
1. 常脉 脉搏轻虚而浮，像榆叶飘荡。
2. 病脉 脉搏不上不下，就像鸡的羽毛一样，中间空而两边是实的。
3. 死脉 脉搏轻浮，就像风吹细毛一样。

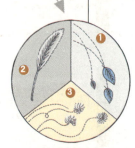

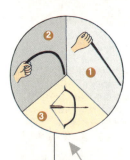

春季：气在肝
1. 常脉 像手提长竹竿的末梢，软弱而长。
2. 病脉 脉搏充盈滑利，就像高举一根长竹竿的末梢。
3. 死脉 脉搏弦硬劲急，就像张开的弓弦。

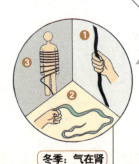

冬季：气在肾
1. 常脉 脉搏圆滑流利又有回曲之象，按时有种坚实之感。
2. 病脉 脉搏牵引葛藤一样，脉体坚硬。
3. 死脉 脉搏如绳索突然脱落或如手指弹石那样坚硬。

长夏：气在脾
1. 常脉 脉搏从容、和缓、均匀，像鸡脚踏地。
2. 病脉 脉搏坚实，充实且急促，就像鸡迅速地提脚。
3. 死脉 脉搏尖锐而硬，就像乌鸦的嘴，像鸟的爪子，像屋漏时水滴落，像水流逝。

四时脉象太过与不及的表现

正常的四季脉象应为春弦、夏钩、秋毛、冬石。但是有时候也会出现太过与不及的情况，太过会表现为体表的疾病，不及会表现为体内的疾病。

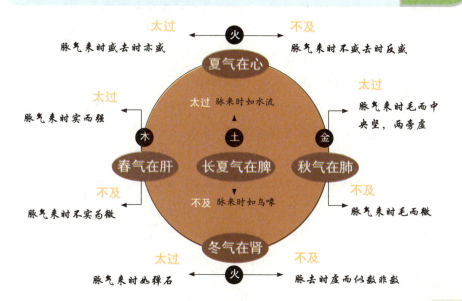

四时脉象太过与不及导致的疾病

四时脉象太过与不及都会导致身体发生疾病：太过，疾病会表现在外；不及，疾病会表现在内。

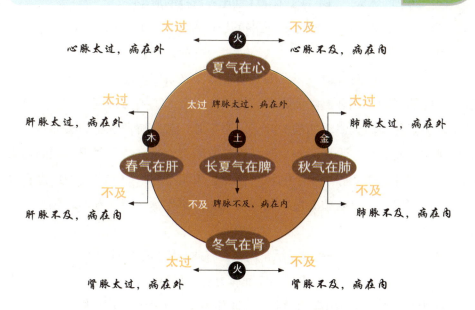

注释

①厌厌聂聂：形容脉来轻浮虚软的样子。

②累累如环：累累，连续不断。环，圆环，形容连串的珠子，像圆环一样排列着。

③琅玕（lánggān）：滑润的美玉，形容像珠子一样。

④如鸡举足：形容脉来像鸡举足疾走的样子。

⑤前曲后居：形容脉来全无冲和之气。前是指轻取，后是指重按。

⑥霭霭如车盖：霭霭，这里作轻浮解。车盖，车上的顶棚，形容浮大轻软的脉象。

⑦不上不下，如循鸡羽：指轻虚兼涩的脉象。不上不下，形容涩象。鸡羽，形容像鸡毛的轻虚。

⑧萧索：衰落清寂，也形容脉象的空虚，浮而无根。

⑨上大下兑：上是指寸部，下是指尺部。兑与锐同，尖的意思。

⑩喙：鸟的嘴。

译文

问：四季的脉象，如果有了变化，会出现怎样的形态呢？

答：春季的脉应该是弦脉，反常的就是有病。

问：什么叫反常呢？

答：脉气来时的搏动，表现出实而有力，这叫作太过，主外部有病；倘脉气来时的搏动，表现出虚而微弱，这叫作不及，主内部有病。脉气来时轻浮虚软，好像摩循到飘动的榆树叶子，叫平脉；若脉特别感觉到实而带滑，像摩循到坚硬的长竿一样，叫病脉；脉来急而有力，且特别坚强，如同刚张开的弓弦那样，叫死脉。春季的脉，微见弦象叫平脉；如弦多而和缓之胃气少的，叫病脉；只有弦象而没有和缓胃气的，叫死脉。因为春季的脉，是以胃气为根本的。

问：夏季的脉应该是钩脉，反常的就是有病，什么叫反常呢？

答：脉气来时的搏动，表现出实而有力的，这叫作太过，主外部有病；倘脉气来时的搏动，表现出虚而微弱，这叫作不及，主内部有病。脉气来时像连串如环的珠子，又好像摩循到滑润的美玉，叫平脉；若脉来特别感到快速，好像鸡在举足疾走一样，叫病脉；脉来前曲后直，轻取不柔，重按不动，如同把持带钩那样，叫死脉。夏季的脉，由胃气的精微而现钩象，叫平脉；钩象多而冲和的胃气少的，叫病脉；只有钩象而没有冲和的胃气，叫死脉。因为夏季的脉，也是以胃气为根本的。

问：秋季的脉应该是毛脉，反常的，就是有病，什么叫反常呢？

答：脉气来时的搏动，表现出实而有力的，这叫作太过，主外部有病；倘脉气来时的搏动，表现出虚而微弱，这叫作不及，主内部有病。脉来轻盈浮大，像车子的盖顶一样，稍用力按，便现更大的，叫平脉；不上不下，如摩循着轻虚的鸡毛那样，叫病脉；指按在脉上，只感到轻寂空虚，如同风吹动着羽毛那样飘忽无定，散乱无根，叫死脉。秋天的脉，由胃气的精微而现毛象，叫平脉；毛象多而冲和的胃气少的，叫病脉；只有毛象而没有冲和的胃气，叫死脉。因为秋季的脉，也是以胃气为根本的。

问：冬季的脉应该是石脉，反常的，就是有病，什么叫反常呢？

答：脉气来时的搏动，表现出实而有力的，这叫作太过，主外部有病；倘脉气来时的搏动，表现出虚而微弱，是不及的脉象，主内部有病。脉来寸部现大，尺部现小，上下成尖形，濡滑而像雀嘴一样的，叫平脉；若脉来像鸟啄食接连不息，其中略带曲形，显现出钩多而胃少的，叫病脉；脉来长而软，像解开绳索那样无力，而去时则急促有力，像以弓弹石一般，即为死脉。冬天的脉，由胃气的精微而现石象，是正常的脉；石象多而冲和的胃气少的，叫病脉；只有石象而没有冲和的胃气，叫死脉。因为冬季的脉，也是以胃气为根本的。

原文

胃者，水谷之海，主禀①。四时皆以胃气为本，是谓四时之变病，死生之要会也。

脾者，中州也，其平和不可得见，衰乃见耳。来如雀之啄，如水之下漏，是脾衰之见也。

人体要靠五脏之气营养全身，但五脏之气必须依靠胃气才能运营。如果胃气不能与脏气一并运行，呈现出真脏脉，人就会死亡。

胃是五脏精气衰、旺的根本

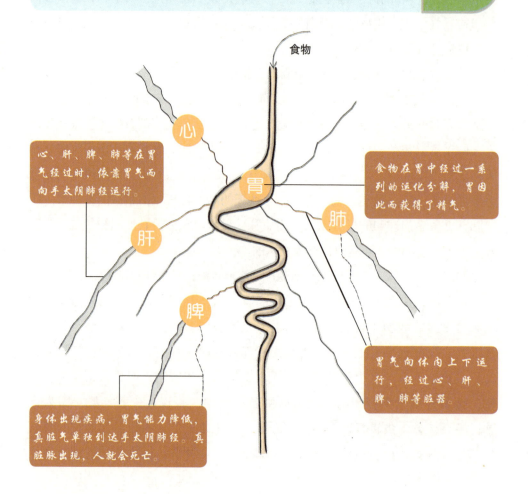

注释

①禀（lǐn）：通"廪"。米仓，这里指供给人体的营养。

译文

胃是水谷汇聚之海，主管供给人体的营养，成为四季脉象动力的来源，所以春夏秋冬的脉搏，都以胃气为根本。因此，胃气的有无，可以影响到四季脉象的变化与疾病的轻重，也可以作为决定死生的关键。

脾脏是属于中焦的，它的脉气平和，一般不可能有特殊的形象，到了脾衰的时候，才会出现脉来像雀啄食那样，又像房屋漏水一样，这就是脾衰在脉象上的表现。

第十六难
五脏脉诊与内外证候

原文

曰：脉有三部九候①，有阴阳，有轻重，有六十首②，一脉变为四时，离圣久远，各自是其法，何以别之？

然：是其病，有内外证。

其病为之奈何？

然：假令得肝脉，其外证：善洁，面青，善怒；其内证：脐左有动气③，按之牢若痛；其病：四肢满，闭淋（癃），溲便难，转筋。有是者肝也，无是者非也。

假令得心脉，其外证：面赤，口干，喜笑；其内证：脐上有动气，按之牢若痛；其病，烦心、心痛，掌中热而哕④。有是者心也，无是者非也。

假令得脾脉，其外证：面黄，善噫，善思，善味；其内证：当脐有动气，按之牢若痛；其病，腹胀满，食不消，体重节痛，怠惰嗜卧，四肢不收。有是者脾也，无是者非也。

假令得肺脉，其外证：面白，善嚏，悲愁不乐，欲哭；其内证：脐右有动气，按之牢若痛；其病：喘咳，洒淅⑤寒热。有是者肺也，无是者非也。

假令得肾脉，其外证：面黑，善恐欠；其内证：脐下有动气，按之牢若痛；其病：逆气，小腹急痛，泄如⑥下重，足胫寒而逆。有是者肾也，无是者非也。

三部九候诊脉法

三部九候是中国古代最早的一种全身遍诊法，它把人体分为天、地、人三部，每部又各分为天、地、人三候，合为九候，并以此来诊察全身疾病。

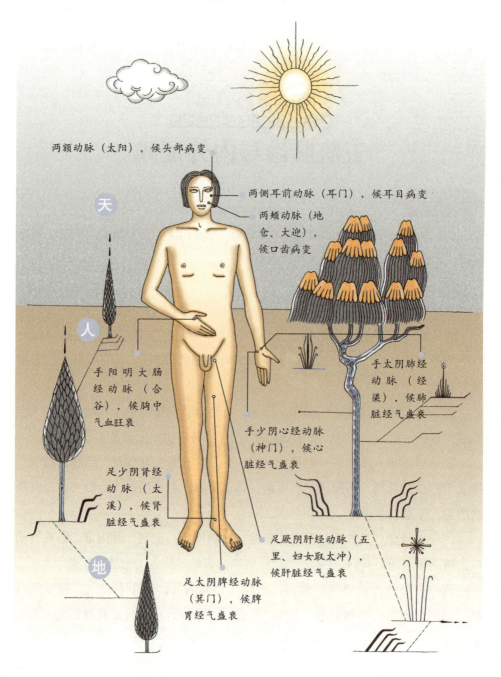

注释

①三部九候：《黄帝内经》和本难所指的三部九候，各有不同。《素问·三部九候论》是以人身头、手、足的上、中、下分为三部，每部又以天、地、人分作三候，三部三候，共得九候。本难所指的，是以寸口切脉部位的寸、关、尺分为三部，每部各分浮、中、沉三候，共为九候。

②六十首：古代论脉的名词，历代注家有不同的解释。

③动气：在脐部及脐的上下左右出现的一种自觉和他觉的搏动感。

④哕（yuě）：通"哕"，指干呕。

⑤洒淅：寒栗貌。

⑥如：作"而"字理解。

面色、脉象与疾病

面色	脉象	表现	属性	病因
赤	脉象急疾而坚实	气滞于胸，饮食困难	心脉	思虑过度，心气伤，邪气乘虚侵袭人体
白	脉象疾躁而浮，且上虚下实	易惊恐，胸中邪气压迫肺而致喘息	肺脉	外伤寒热，醉后行房
青	脉象长而有力，左右弹及手指	腰痛、脚冷、头痛等	肝脉	伤于寒湿
黄	脉象大而虚	气滞于腹，自觉腹中有气上逆，常见于女子	脾脉	四肢过度劳累，出汗后受风侵袭
黑	脉象坚实而大	邪气积聚在小腹与前阴的部位	肾脉	用冷水沐浴后入睡，受寒湿之气侵袭

译文

问：诊脉有三部九候的区别，在部位、形象等方面有阴阳的属性，在指力上有轻重的不同，有六十首，一脉还要随四时出现不同的变化等，这些古代医家的诊法，距离现在已很久远，现在一般医生多各以自己所用的诊脉方法为是，究竟怎样来辨别它的是非呢？

答：这是要根据疾病所表现的内部和外部的症状来辨别。

问：如果要问疾病的内外是怎样的呢？

答：假使诊得肝脉，患者在外部的表现，是好清洁，面色青，经常发怒；患者内症是脐左边有动气，用手触按有坚硬感或疼痛；患者的病症还有四肢满胀酸重，动作呆滞，小便艰涩，大便困难，转筋等。有这些内外症状的，就是肝病，没这些内外症状的，便不是肝病。

假使诊得心脉，患者在外部的表现，是面色赤，口中干燥，好发笑；其内症是在脐上部有动气，用手触按有坚硬感或疼痛；患者的病症还有心胸烦闷，心疼，手掌心发热而且干呕。有这些内外症状的，就是心病，没有这些内外症状的，便不是心病。

假使诊得脾脉，患者在外部的表现，是面色黄，经常嗳气，好思索，喜厚味；其内症是脐部有动气，用手触按有坚硬感或疼痛；患者的病症还有腹部胀满，饮食不消化，身体笨重，关节疼痛，周身疲倦乏力，好睡眠，四肢不能收持等。有这些内外症状的，就是脾病，没有这些内外症状的，便不是脾病。

假使诊得肺脉，患者在外部的表现，是面色白，时常喷嚏，悲忧愁闷不快乐，时时想哭泣；其内症是脐右部有动气，用手触按有坚硬感或疼痛；患者的病症还有气喘咳嗽，恶寒发热等。有这些内外症状的，就是肺病，没有这些内外症状的，便不是肺病。

假使诊得肾脉，患者在外部的表现，是面色黑，好恐惧，常打呵欠；其内症是脐下面有动气，用手触按有坚硬感或疼痛；患者的病症还有气上逆，小腹拘急疼痛，便泄而里急后重，足胫部厥冷等。有这些内外症状的，就是肾病，没有这些内外症状的，便不是肾病。

第十七难

脉症相应与相反的预后

原文

曰：经言病或有死，或有不治自愈，或连年月不已，其死生存亡，可切脉而知之耶？

然：可尽知也。诊病若闭目不欲见人者，脉当得肝脉强急①而长，反得肺脉浮短而涩者，死也。

病若开目而渴，心下牢者，脉当得紧实而数，反得沉涩而微②者，死也。

病若吐血，复衄衄③血者，脉当沉细，而反浮大而牢者，死也。

病若谵言妄语，身当有热，脉当洪大，而反手足厥逆，脉沉细而微者，死也。

病若大腹而泄者，脉当微细而涩，反紧大而滑者，死也。

注释

①强急：弦急的意思。
②微：脉象的名称。脉极细而软，似有似无，按之欲绝，至数不明。
③衄衄（qiú nǜ）：鼻出血和流清涕。

译文

问：医经上说，患病或有趋于死亡，或有不经治疗而自然痊愈，或有连年累月拖延不愈的，其中生死存亡的关键，是否可以通过切脉的方法来知道呢？

答：都可以通过切脉的方法来知道的。在诊病时，如病人闭着眼睛不愿见人，脉象应当出现强急而长的肝脉，若相反出现浮短而带涩的肺脉，这是死症。

如病人张开着眼睛，且感到口渴，心胸部以下坚硬的，脉象应当出现紧张有力而快的心脉，若相反出现沉涩而带微象的肾脉，这是死症。

如病人吐血，兼有鼻出血的，脉象应当出现沉而细微的肺脉，若相反出现浮大而有力的心脉，这是死症。

如病人胡言乱语，身体应当发热，脉象应当出现洪大的心脉，若相反出现手足厥冷，脉象沉细而微弱的肾脉，这是死症。

如病人腹部膨胀，兼有大便泄泻，脉象应当出现微细而涩的脾脉，若相反出现紧张实大而带滑象的肝脉，这是死症。

| 肝病胆虚的病人，若现浮短而涩的肺脉，为症虚脉实，且症脉相克，故必死。 | 病于心而现沉涩而微的肾脉，为症实脉虚，且症脉相克，故必死。 | 病人吐血且鼻塞出血，脉象应沉细，若浮大而实，为症虚脉实，必死。 |

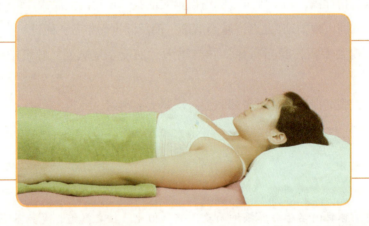

| 病人高热谵语，脉象应洪大，若手发凉，脉象沉细而微弱，为症实脉虚，必死。 | 病人腹胀腹泻，脉象应微细而涩，若紧大而滑，为症虚脉实，必死。 |

此难认为，症脉相克必死，症实脉虚必死，症虚脉实亦必死。而随着医疗水平的提高，古代的很多绝症在如今都是可以治愈的。

第十八难

三部脉法与脏腑经脉的配合及积聚痼疾的脉象

原文

曰：脉有三部，部有四经①，手有太阴、阳明，足有太阳、少阴，为上下部②，何谓也？

然：手太阴、阳明金也，足少阴、太阳水也，金生水，水流下行而不能上，故在下部也。足厥阴、少阳木也，生手太阳、少阴火，火炎上行而不能下，故为上部。手心主③、少阳火，生足太阴、阳明土，土主中宫，故在中部也。此皆五行子母更相生养者也。

脉有三部九候，各何主之？

然：三部者，寸、关、尺也。九候者，浮、中、沉④也。上部法天，主胸上至头之有疾也；中部法人，主膈以下至脐之有疾也；下部法地，主脐以下至足之有疾也。审而刺之者也。

注释

①部有四经：部，是寸、关、尺三部。因十二经分别联系着这三个切脉部位，每部各有二经，左右两手共计四经，所以说部有四经。

②上下部：上部指寸部，下部指尺部。

③手心主：手厥阴心包经。

④浮、中、沉：切脉的轻重指法，即浮取、中取、沉取。

译文

问：诊脉的部位有寸关尺三部，每部各有四经，手经有太阴肺经和阳明大肠经，足经有太阳膀胱经和少阴肾经，分别与在上的寸部和在下的尺部相联系，为什么会这样讲呢？

答：手太阴肺经和手阳明大肠经在五行属金，足少阴肾经和足太阳膀胱经在五行属水，金能生水，水势是向下流而不能向上，所以属在下的尺部。足厥阴肝经和足少阳胆经在五行属木，能生属火的手太阳小肠经和手少阴心经，火炎之势向上而不会下行，所以属在上的寸部。手厥阴心包络经和手少阳三焦经在五行属火，能生属土的足太阴脾经和足阳明胃经，土的方位在中央，所以属在尺寸之间的中部。这些都是根据五行中子母相互生养的关系而来的。

诊脉部位有三部九候的区别，每部每候各主诊什么疾病呢？

答：所谓三部，就是寸、关、尺。所谓九候，就是在三部之中，各有浮、中、沉三候，三三共为九候。上部为寸部，取法于天的在上，主诊胸部以上到头部的疾病；中部为关部，取法于人处天地之间，主诊胸膈以下，到脐部的疾病；下部为尺部，取法于地的在下，主诊脐部以下到足部的疾病。在治疗时必须审察这些相应的部位，然后可做针刺治疗。

左右寸关尺三部与脏腑经脉配合表

左右手	寸	关	尺
左	手少阴心 手太阳小肠（火）	足厥阴肝 足少阳胆（木）	足少阴肾 足太阳膀胱（水）
右	手太阴肺 手阳明大肠（金）	足太阴脾 足阳明胃（土）	手厥阴心包络 手少阳三焦（火）

寸关尺三部配合脏腑异同对照表

医家姓名	寸		关		尺	
	左	右	左	右	左	右
王叔和	心 小肠	肺 大肠	肝 胆	脾 胃	肾 膀胱	肾 命门
李时珍	心 膻中	肺 胸中	肝 胆	脾 胃	肾 膀胱 小肠	肾 命门 大肠
张景岳	心 心包络	肺 胸中	肝 胆	脾 胃	肾 膀胱 大肠	肾 三焦 命门 大肠

三部主病

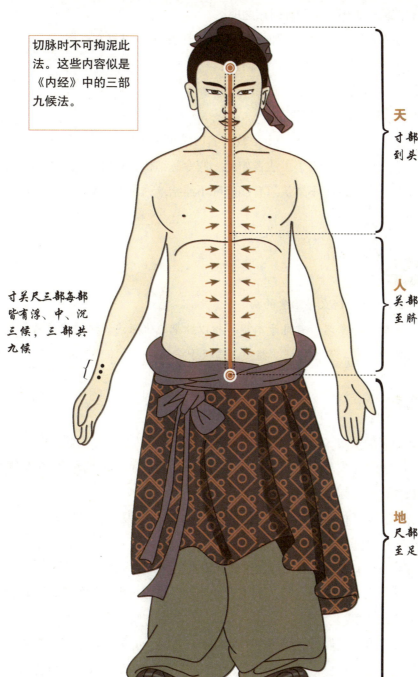

切脉时不可拘泥此法。这些内容似是《内经》中的三部九候法。

寸关尺三部每部皆有浮、中、沉三候,三部共九候

天 寸部可诊断胸到头部的疾病

人 关部可诊断胸至脐部的疾病

地 尺部可诊断脐至足部的疾病

原文

人病有沉滞久积聚，可切脉而知之耶？

然：诊病在右胁有积气，得肺脉结，脉结甚则积甚，结微则气微。

诊不得肺脉，而右胁有积气者，何也？

然：肺脉虽不见，右手脉当沉伏。

其外痼疾①同法耶？将异也？

然：结者，脉来去时一止，无常数，名曰结也。伏②者，脉行筋下也。浮者，脉在肉上行也。左右表里，法皆如此。假令脉结伏者，内无积聚，脉浮结者，外无痼疾；有积聚脉不结伏，有痼疾脉不浮结，为脉不应病，病不应脉，是为死病也。

注释

①痼（gù）疾：经久难治愈的病。

②伏：伏脉。脉象名。首见于本难。指以脉来隐伏深沉，按之推筋着骨始得脉动为特征的脉象。多主厥证、邪闭、痛极等病证。

译文

问：人患有深伏内部而积聚很久的积聚病，可以用切脉的方法来诊断吗？

答：如果诊察中发现右侧胁部有积聚之气，切脉又见到肺部脉结，脉结甚的则积聚较为严重，脉结微的则积聚亦较轻微。

问：如果诊脉时肺部没有结脉，而在右胁却有积聚之气，这是什么道理呢？

答：肺脉虽没有出现结脉，但右手的脉象当是沉伏的。

问：如果患者在形体上有了久积不愈的痼疾，是否可用同样的诊法，还是另有其他别的诊法呢？

答：所谓结脉，是脉搏在缓慢中时常间有一次歇止，歇止次数没有常数，所以叫作结脉。所谓伏脉，就是脉气伏行在筋的下面。所谓浮脉就是脉浮行在肌肉的上面。无论病在内外左右，诊脉的方法都是一样的。假如脉象呈现结伏而内部没有积聚，脉象呈现结浮而外部没有痼疾，或相反的，有了积聚而脉象并不呈现结伏，有了痼疾而脉象也不呈现浮结，便是脉象不与病症相符，或是病症不与脉象相符，都是难治的病症。

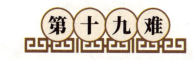

男女的正常脉和反常脉

原文

曰：经言脉有逆顺，男女有恒（常）。而反者，何谓也？

然：男子生于寅，寅为木，阳也。女子生于申，申为金，阴也。故男脉在关上，女脉在关下。是以男子尺脉恒弱，女子尺脉恒盛，是其常也。反者，男得女脉，女得男脉也。

其为病何如？

然：男得女脉为不足，病在内；左得之，病在左，右得之，病在右，随脉言之也。女得男脉为太过，病在四肢；左得之，病在左，右得之，病在右，随脉言之。此之谓也。

译文

问：医经上说，脉象有逆有顺，男和女都有一定的常规。如果出现与常规相反，这是什么情况呢？

答：男子生于寅，寅在五行为东方木，属阳。女子生于申，申在五行为西方金，属阴。因此男脉盛于关以上属阳的寸部，女脉盛于关以下属阴的尺部。所以，男子的尺脉常现虚弱，女子的尺脉常现强盛，这就是正常的脉象。所谓和常规相反的，就是男子诊得尺盛的女脉，女子诊得尺弱的男脉。

问：相反的脉象所发生的病变是怎样的呢？

答：男子诊得女脉，是阳气不足的虚证，病在内部；左部诊得，病在左侧，右部诊得，病在右侧，可随着脉象的变化来说明发病的部位。女子诊得男脉，是阳气有余的实证，病生在四肢，左部诊得，病在左侧，右部诊得，病在右侧，也可以随着脉象的变化来说明发病的部位。这就是相反脉象的发病情况。

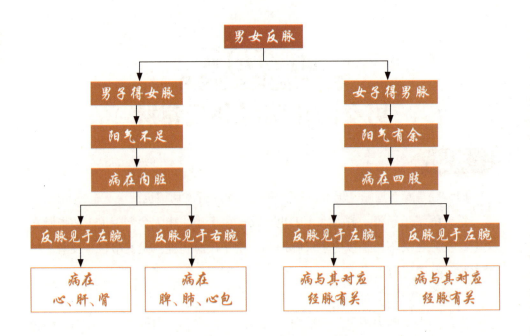

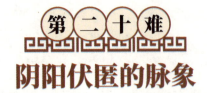

阴阳伏匿的脉象

原文

曰：经言脉有伏匿①。伏匿于何脏而言伏匿耶？

然：谓阴阳更相乘、更相伏②也。脉居阴部而反阳脉见者，为阳乘阴也，虽阳脉时沉涩而短，此谓阳中伏阴也；脉居阳部而反阴脉见者，为阴乘阳也，虽阴脉时浮滑而长，此谓阴中伏阳也。

重阳③者狂，重阴④者癫。脱阳者，见鬼；脱阴者，目盲。

注释

①伏匿（nì）：隐藏，躲藏。

②谓阴阳更相乘、更相伏：阴是指尺部，或沉涩而短的脉象；阳是指寸部，或浮滑而长的脉象。更是变更，乘是乘袭，即乘虚侵袭到其他部位的意思。更相乘，就是阴部见阳脉，阳部见阴脉，阴阳相互乘袭，在原有的部位中出现其他不属于本部的脉象。

③重（chóng）阳：属阳的寸部见阳脉，属阴的尺部亦见阳脉。

④重阴：属阴的尺部见阴脉，属阳的寸部亦见阴脉。

脉变

脉有轻重之别，有阴阳虚实之异。医生在诊脉时必须学会辨证治疗，脉象的不同，预示病变的部位也不一样。

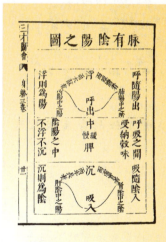
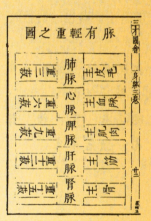
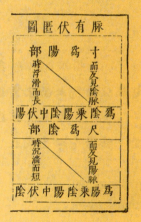

译文

问：医经上说，脉象上有隐伏和匿藏，究竟隐伏匿藏在哪一脏的部位，才算是隐伏和匿藏呢？

答：这是说明阴脉阳脉互相乘袭、互相隐伏。脉在属阴的尺部应见阴脉，反而出现浮滑而长的阳脉，就是阳脉乘袭阴部；在尺部虽见阳脉，但有时却夹有沉涩而短属阴的脉象，这就叫作阳中伏阴。脉在阳部反而出现沉涩而短的阴脉，就是阴脉乘袭阳部。在寸部虽见阴脉，但有时却夹杂着浮滑而长属阳的脉象，这就叫作阴中伏阳。

尺寸部都见阳脉的，会发生狂病；尺寸部都见阴脉的，会发生癫症。阳气脱失的，病人会神志错乱，发生幻视；阴气脱失的，病人会目盲不能视物。

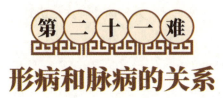

形病和脉病的关系

原文

曰：经言人形病，脉不病，曰生；脉病，形不病，曰死。何谓也？

然：人形病，脉不病，非有不病者也，谓息数不应脉数①也。此大法。

形病脉不病：形身出现病状，脉尚正常（胃、神、根正常）——内部脏腑气血尚未衰败——预后较好（生）

脉病形不病：脉已现病态（胃、神、根失常）但形身病状不明显——脏腑气血已衰败于内——预后不良（死）

注释

①息数不应脉数：在一呼一吸的时间内，应有的脉搏至数与呼吸不相符合。

译文

问：医经上说，人的形体虽有了病态，在脉象上却并不出现病脉叫作生。发现病脉，而在形体上并不见病态的叫作死。这是怎样解释呢？

答：人的形体有了病，在脉象上未见病脉，并不是真的形体有病而未出现病脉的，是说呼吸的次数和脉搏的次数在比例上不相符合，这也是诊察疾病的重要方法。

形病和脉病

满面病容、憔悴不堪的人可能只属于形病。如果从脉诊上没有检查出疾病，则属于形病脉不病。这种情况，往往是疲劳过度或七情内伤所致，并且还没有发展到脏腑受伤的地步。而憔悴的面容正是一种警示信号，提醒我们要注意保养身体、调养情志，从而预防疾病的发生。如果诊断出反常的病脉，患者却没有病容病态，则属于脉病形不病。这种情况往往是脏腑已出现严重病症，若不及早治疗，就会有生命危险。

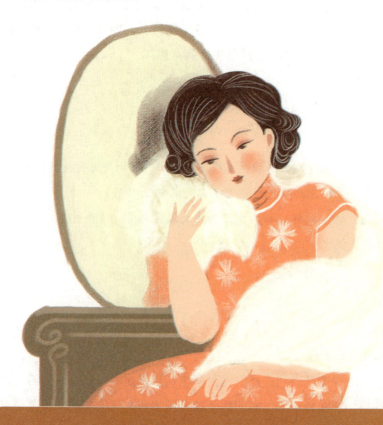

这一难的知识告诉我们，人健康与否，不能光看外表。女孩子总爱通过化妆使自己容光焕发，更加漂亮，其实这样做只能得到一个虚假的健康形象，并且不利于及早发现病情隐患，尤其是廉价的或者假冒伪劣的化妆品往往对健康极为有害。所以，要想使自己变得健康漂亮，应从正确的养生保健入手。而经常化妆的女性，亦应养成卸妆后细查面部的习惯，以便通过中医的望诊知识及早了解自己的健康状况。

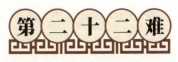

第二十二难
是动所生病与气血先后的关系

原文

曰：经言脉①有是动，有所生病。一脉变为二病者，何也？

然：经言是动者，气也；所生病者，血也。邪在气，气为是动；邪在血，血为所生病。气主呴之②，血主濡之③。气留而不行者，为气先病也；血壅而不濡者，为血后病也。故先为是动，后所生（病）也。

注释

①脉：十二经脉。

②气主呴（xǔ）之：呴，温煦、温暖。气属阳，功能是运行精气输送营养，以温煦全身，熏蒸于肌表皮肤之间。所以说气主呴之。

③血主濡之：濡，滋养。血属阴，功能是濡润筋骨，滑利关节，滋养五脏六腑。所以说血主濡之。

译文

问：医经上说，十二经脉有是动病，有所生病，同是一条经脉，而会变化两种病候，是什么道理呢？

答：医经上所说的是动病，是气病；所生病，是血病。邪在气分的，气的病变就是是动病；邪在血分的，血的病变就是所生病。气的功能，主要是温煦人体，熏蒸于皮肤分肉之间；血的功能，主要是濡润筋骨，滋养脏腑。如果气滞留而不能畅行熏蒸，便是气先有了病变，血壅塞而不能濡养滋润，便是血在气以后有了病变。所以首先发现的为是动病，然后发生的是所生病。

众医家的观点

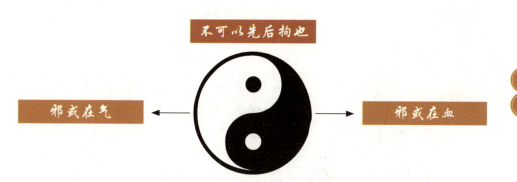

张隐庵

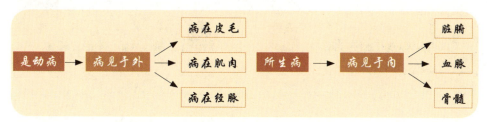

《简明中医词典》（试用本）

是动病 → 由经脉传来　　所生病 → 本脏腑所生（与徐大椿观点相反）

其他观点

是动病 → 外邪入侵之病　　所生病 → 脏腑自生病

徐大椿

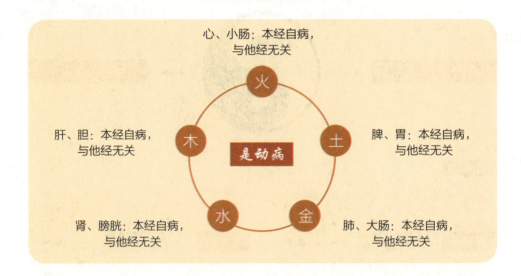

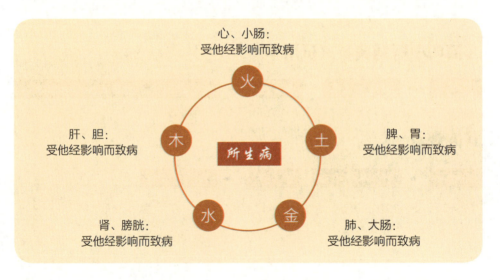

论经络

本篇论述了经脉的流注始终、经络的长度、营卫度数、奇经八脉、十五络脉及有关病证。对《灵枢·经脉》篇做了深入阐述，主言经脉气绝之证候。《难经》集中发展了《内经》中奇经八脉的含义、内容、循行部位和起止处，以及与十二经脉的关系、发病证候等。

图解难经

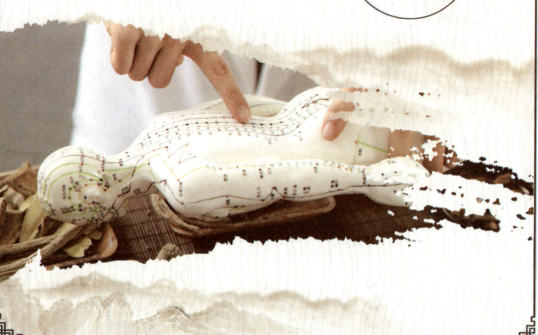

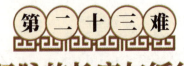

第二十三难

经脉的长度与循行

原文

曰：手足三阴三阳，脉之度数①，可晓以不？

然：手三阳之脉，从手至头，长五尺，五六合三丈。

手三阴之脉，从手至胸中，长三尺五寸，三六一丈八尺，五六三尺，合二丈一尺。

足三阳之脉，从足至头，长八尺，六八四丈八尺。

足三阴之脉，从足至胸，长六尺五寸，六六三丈六尺，五六三尺，合三丈九尺。

人两足跷脉②，从足至目，长七尺五寸，二七一丈四尺，二五一尺，合一丈五尺。

督脉、任脉③，各长四尺五寸，二四八尺，二五一尺，合九尺。凡脉长一十六丈二尺，此所谓经脉长短之数也。

注释

①度数：指经脉长短的尺寸数。本节所说的长度，也是以同身寸的测量标准来计算的。

②跷脉：奇经八脉的二脉，包括阳跷脉和阴跷脉。

③督脉、任脉：属于奇经八脉的二脉，督脉总督一身的阳脉，任脉统任一身的阴脉，故以督、任为名。

经脉的长度

《内经》为了论述营卫之气在人体的昼夜运行次数，引入了经脉长度的概念，认为人体经脉的长度为 16 丈 2 尺，营卫之气一昼夜在人体运行 50 周次。

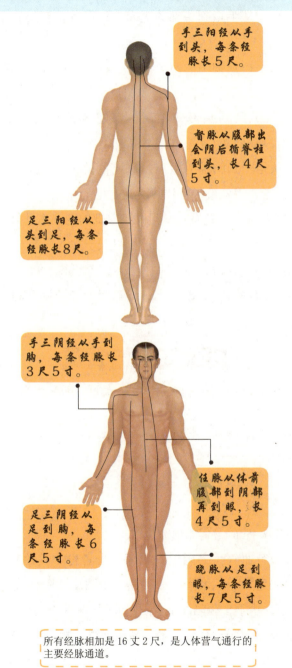

- 手三阳经从手到头，每条经脉长 5 尺。
- 督脉从腹部出会阴后循脊柱到头，长 4 尺 5 寸。
- 足三阳经从头到足，每条经脉长 8 尺。
- 手三阴经从手到胸，每条经脉长 3 尺 5 寸。
- 任脉从体前腹部到阴部再到眼，长 4 尺 5 寸。
- 足三阴经从足到胸，每条经脉长 6 尺 5 寸。
- 跷脉从足到眼，每条经脉长 7 尺 5 寸。

所有经脉相加是 16 丈 2 尺，是人体营气通行的主要经脉通道。

译文

问：手足三阴经和三阳经的长短尺寸，可以明白地讲述吗？

答：手三阳经，从手指到头部的距离，每经各长五尺，左右六条经脉，五六合计共长三丈。

手三阴经，从手指到胸中的距离，每经各长三尺五寸，左右六条经脉，三六一丈八尺，五六得三尺，合计共长二丈一尺。

足三阳经，从足趾到头部的距离，每经各长八尺，左右六条经脉，六八四十八，合计共长四丈八尺。

足三阴经，从足趾到胸部的距离，每经各长六尺五寸，左右六条经脉，六六得三丈六尺，五六得三尺，合计共长三丈九尺。

人体两足的阳跷脉和阴跷脉，从足踝到目部的距离来计算，每脉各长七尺五寸，二七得一丈四尺，二五得一尺，合计共长一丈五尺。

督脉和任脉，各长四尺五寸，二四得八尺，二五得一尺，合计共长九尺。

以上各经脉，总计共长十六丈二尺，这就是十二经脉长短的度数。

气血十二经脉的循行次序

手太阴 → 手阳明 → 足阳明 → 足太阴 → 手少阴 → 手太阳

足厥阴 ← 足少阳 ← 手少阳 ← 手厥阴 ← 足少阴 ← 足太阳

原文

经脉十二，络脉十五[①]，何始何穷也？

然：经脉者，行血气，通阴阳，以荣于身者也。其始从中焦[②]，注手太阴、阳明；阳明注足阳明、太阴；太阴注手少阴、太阳；太阳注足太阳、少阴；少阴注手心主、少阳；少阳注足少阳、厥阴；厥阴复还注手太阴。

别络十五[③]，皆因其原，如环无端，转相灌溉，朝[④]于寸口、人迎，以处百病，而决死生也。

经云：明知始终[⑤]，阴阳定矣。何谓也？

然：终始者，脉之纪也。寸口、人迎，阴阳之气通于朝使⑥，如环无端，故曰始也。终者，三阴三阳之脉绝，绝则死。死各有形，故曰终也。

注释

①络脉十五：十二经脉各有一支别络，加上任脉、督脉的络脉和脾之大络，共为十五络脉。

②中焦：约在脐上四寸胃中脘之处，即脐眼胸骨尖的中间。

③别络十五：十二正经别走邻经之络脉，属络脉之较大者。十二经脉与任督二脉各有一别络，再加脾之大络，合为十五别络。

④朝：会集的意思，滑伯仁说："朝，犹朝会之朝。"

⑤始终：始，指脉气的开始。终，指脉气的尽竭。

⑥朝使：滑伯仁说"朝使者，朝，谓气血如水潮，应时而灌溉；使，谓阴阳相用也"。主要就是指人体的阴阳气血，像潮水一样按时灌注在寸口、人迎部位，从而反映脏腑功能是否协调，可作为诊断的准则。

译文

问：人体有十二经脉，有十五络脉，它们的循行是从哪里开始，到哪里终止的？

答：人体经脉的主要功能，是运行血气，贯通阴阳以营养周身的。它从中焦的部位开始，首先流注到手太阴肺经和手阳明大肠经；再从手阳明大肠经，流注到足阳明胃经和足太阴脾经；接着从足太阴脾经，再流注到手少阴心经和手太阳小肠经；然后又从手太阳小肠经，流注到足太阳膀胱经和足少阴肾经；接着从足少阴肾经，再流注到手厥阴心包络经和手少阳三焦经；然后又从手少阳三焦经，流注到足少阳胆经和足厥阴肝经；最后从足厥阴肝经，仍复回转，流注到手太阴肺经。

十五别络，都是从经脉分出来的旁支，它和经脉同出一源，彼此紧密地联系着，好像圆环一样地运行气血，共同灌溉全身。而各经络的脉气，又都会集在寸口、人迎，所以通过诊察这两个部位，可作为处理百病，并决断预后的良恶。

问：医经上说，懂得脉气的终始，才能确定阴阳、气血、表里、内外的关系。为什么这样说呢？

答：脉气的终始，是脉法的纲领。因为寸口、人迎的部位同阴阳各经的脉气是内外贯通的，经常像潮水一样按时灌注，而气血在人体之内，又像圆环一样循环周转，所以说是脉气的开始。所谓终，便是从脉搏所反映的三阴三阳经的脉气已竭绝，脉气竭绝就会死亡，死亡时各有不同的症状表现，所以说是脉气的终止。

井穴为十二经脉的起始，这些穴位都分布在手指或脚趾的顶端（如图所示）。了解这些穴位并经常按摩，可以有效改善体内血液循环，是一种很好的保健方式。

十二经脉的起始

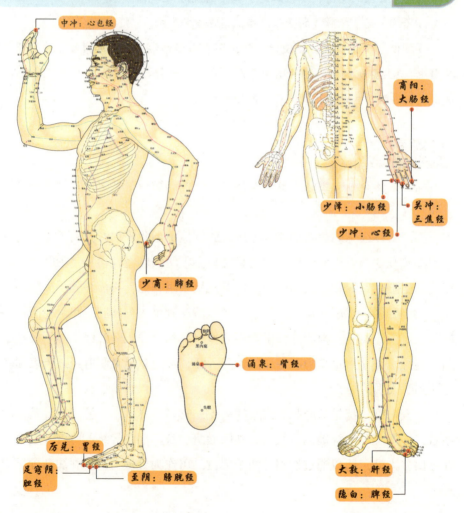

十二（四）经流注图

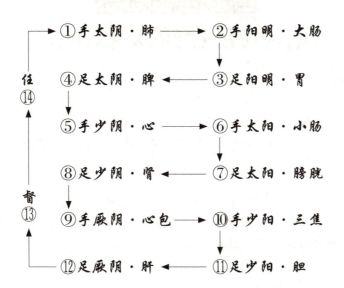

十二经脉衔接图

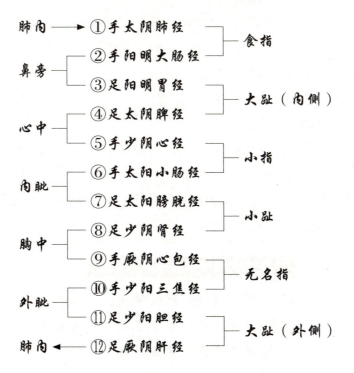

第二十四难
阴阳各经气绝的症状和预后

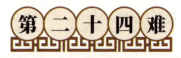

原文

曰：手足三阴三阳气已绝，何以为候？可知其吉凶不？

然：足少阴气绝，则骨枯。少阴者，冬脉也，伏行而濡于骨髓。故骨髓不濡，即肉不着骨；骨肉不相亲，即肉濡①而却②；肉濡而却，故齿长③而枯，发无润泽；无润泽者，骨先死。戊日笃④，己日死。

足太阴气绝，则脉不营其口唇。口唇者，肌肉之本也。脉不营，则肌肉不滑泽；肌肉不滑泽，则人中满⑤；人中满，则唇反；唇反，则肉先死。甲日笃，乙日死。

足厥阴气绝，即筋缩引卵与舌卷。厥阴者，肝脉也。肝者，筋之合也。筋者，聚于阴器而络于舌本，故脉不营，则筋缩急；即引卵与舌；故舌卷卵缩，此筋先死。庚日笃，辛日死。

手太阴气绝，即皮毛焦。太阴者，肺也，行气温于皮毛者也。气弗营，则皮毛焦；皮毛焦，则津液去；津液去，则皮节伤⑥；皮节伤，则皮枯毛折；毛折者，则毛先死。丙日笃，丁日死。

手少阴气绝，则脉不通；脉不通，则血不流；血不流，则色泽去，故面色黑如黧⑦，此血先死。壬日笃，癸日死。

三阴气俱绝者，则目眩转⑧、目瞑；目瞑者，为失志；失志者，则志先死。死，即（则）目瞑也。

六阳气俱绝者，则阴与阳相离，阴阳相离，则腠理泄，绝汗⑨乃出，大如贯珠，转出不流，即气先死。旦占⑩夕死，夕占旦死。

六阳经经气俱绝的病候和预后

病机：阳气竭绝，阴阳离决，腠理开泄

病候：绝汗乃出，大如贯珠，转出不流

预后：旦占夕死，夕占旦死

注释

①濡（ruán）：此处音义同软，就是柔软的意思。

②却：退缩的意思，此处是指肌肉的萎缩而言。

③齿长：主要指因牙龈萎缩而外观上牙齿相对地变长。

④笃：疾病严重的意思。

⑤人中满：人中沟变浅或消失。

⑥皮节伤：津液缺少而引起的皮毛焦枯及关节损伤。

⑦黧：黑里带黄的颜色。

⑧目眩转：眩，是眼花眩晕。转，是旋摇转动。眩转，就是目花缭乱，视物不清的意思。

⑨绝汗：由于阴阳分离、隔绝，阴竭于内，阳脱于外，而致汗出，所以称为绝汗。

⑩占：预测。

译文

问：手足三阴经和三阳经的脉气已竭绝，会出现怎样的证候，可以根据病情去测知预后的好坏吗？

答：足少阴经气竭绝，就会见到骨萎枯槁的症状。肾脉属于少阴，是旺于冬令的经脉。它深伏内行而具有滋养骨髓的作用，所以骨髓得不到肾气的滋养，就会使肌肉不能附着于骨；骨肉既已分离而不相亲近，也就会有肌肉松软而萎缩；肌肉软而又萎缩，骨气外脱，便会使牙齿像长了一些，并呈现枯色，头发也失去润滑光泽；头发没有光泽，也就是骨已先死的征象。这种病到戊日加重，己日死亡。

足太阴经气竭绝，则脉气就不能营养口唇。口唇的色泽可以作为测知肌肉荣枯的依据。经脉不能输布营养，肌肉便不会光滑润泽；肌肉既不光滑润泽，也就会人中沟变浅或消失；人中沟变浅或消失，口唇就会外翻；口唇外翻，也就是肉已先死的征象。这种病到甲日加重，乙日死亡。

足厥阴经气竭绝，就会筋脉收缩，牵引睾丸上缩和舌卷。因足厥阴经是属于肝脏的脉，肝脏外合于筋，会聚在外生殖器而又联络于舌根。所以肝脉气绝得不到营养，就会使筋脉拘缩挛急；因筋脉的缩急，就会引起睾丸和舌蜷缩；所以如出现舌卷和睾丸上缩的症状时，便是筋已先死的征象。这种病到庚日加重，辛日死亡。

手太阴经气竭绝，就会皮毛焦枯。因手太阴肺主一身之气，能运行精气以温润皮肤和毫毛。肺气不能运行精气以输布营养时，就会使皮毛焦枯；皮毛焦枯，便是皮肤中已丧失了津液；由于丧失了津液的润泽，就会使皮肤和关节损伤；皮肤关节有了损伤，就显示出皮肤枯焦，毫毛折断脱落；毫毛折断脱落，也就是毫毛已先死的征象。这种病到丙日加重，丁日死亡。

手少阴经气竭绝，就会使经脉的运行不畅通；经脉不畅通，也就使血液不能周流全身；血液不能周流全身，肤色就失去了光泽；所以面色会呈现黑里带黄，这是血已先死的征象。这种病到壬日加重，癸日死亡。

手足三阴经经气都竭绝的，就会眼花眩晕，看到的东西都在旋摇转动着，眼睛闭合；眼睛闭合的，表示神志已经丧失；神志先行丧失，就是神志已先死亡。人已死亡，就会眼睛闭合。

六阳经的经气都已竭绝，就会使阴和阳两相分离；阴阳的隔离，就会形成皮肤的毛孔不固，精气外泄，从而流出了绝汗。这种汗，大如连串的珠子，在皮肤上凝滞不流，就是气已先死的征象。如在早晨出现，可以预测晚上就会死亡；如在晚上出现，也可预测在次晨就会死亡。

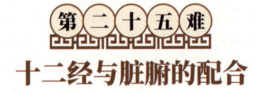

十二经与脏腑的配合

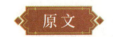

曰：有十二经，五脏六腑十一耳，其一经者，何等经也？

然：一经者，手少阴与心主别脉也。心主与三焦为表里，俱有名而无形，故言经有十二也。

译文

问：人体有十二经脉与五脏六腑相配，但五脏六腑合起来只有十一个，其中多余的一经，是内连于什么脏器的经脉呢？

答：多余的一经，是手少阴心经的别脉手厥阴心包络经，心包络和手少阳三焦互为表里，两者都是有名无形的，所以连同心包络在内，共为十二经。

手太阴肺经循行路线

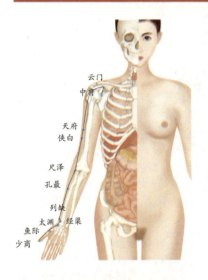

手太阴肺经，起于中焦，向下联络大肠，再返回沿胃上口，穿过横膈，入属于肺。从肺系（气管喉咙部）向外横行至腋窝下，沿上臂内侧下行，循行于手少阴与手厥阴经之前，下至肘中，沿着前臂内侧桡骨尺侧缘下行，经寸口动脉搏动处，行至大鱼际，再沿大鱼际桡侧缘循行直达拇指末端。其支脉，从手腕后分出，沿着食指桡侧直达食指末端。

手阳明大肠经循行路线

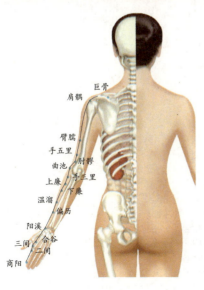

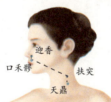

手阳明大肠经，起于食指之尖端（桡侧），沿食指桡侧，经过第1、2掌骨之间，上行至腕后两筋之间，沿前臂外侧前缘，至肘部外侧，再沿上臂外侧前缘上行到肩部，经肩峰前，向上循行至背部，与诸阳经交会于大椎穴，再向前行进入缺盆，络于肺，下行穿过横膈，属于大肠。其支脉，从缺盆部上行至颈部，经面颊进入下齿之中，又返回经口角到上口唇，交会于人中（水沟穴），左脉右行，右脉左行，止于对侧鼻孔旁。

足阳明胃经循行路线

足太阴脾经循行路线

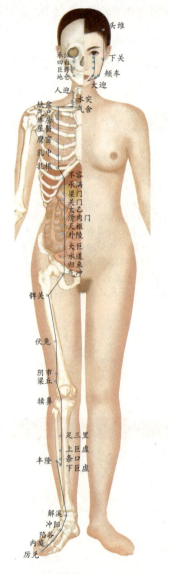

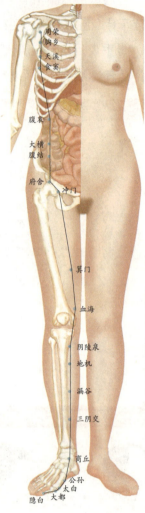

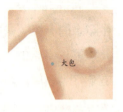

足太阴脾经，起于足大趾末端，沿着大趾内侧赤白肉际，经过大趾本节后的第一跖趾关节后面，上行至内踝前面，再沿小腿内侧胫骨后缘上行，至内踝上8寸处交于足厥阴经之前，再沿膝股部内侧前缘上行，进入腹部，属脾，联络胃；再经过横膈上行，夹咽部两旁，连舌根，分散于舌下。其支脉，从胃上膈，注心中。

足阳明胃经，起于鼻旁，上行鼻根，与足太阳经脉相会合，再沿鼻的外侧下行，入上齿龈中，返回环绕口唇，入下唇交会于承浆穴；再向后沿下颌下缘，至大迎穴处，再沿下颌角至颊车穴，上行到耳前，过足少阳经的上关穴处，沿发际至额颅部。其支脉，从大迎前下走人迎穴，沿喉咙入缺盆，下横膈，入属于胃，联络于脾。其直行的经脉，从缺盆沿乳房内侧下行，经脐旁到下腹部的气冲部；一支脉从胃口分出，沿腹内下行，至气冲部与直行经脉相会合。由此经髀关、伏兔穴下行，至膝关节中。再沿胫骨外侧前缘下行，经足背到第2足趾外侧端厉兑穴；一支脉从膝下3寸处分出，下行到中趾外侧端；一支脉从足背分出，沿足大趾内侧直行到末端。

手少阴心经循行路线

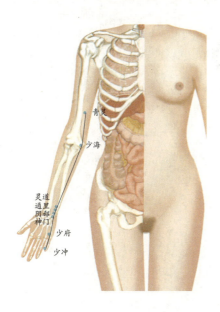
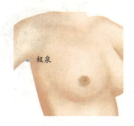

　　手少阴心经，起于心中，出属心系（心与其他脏器相连的组织）；下行经过横膈，联络小肠。其支脉，从心系向上，夹着食道上行，连于目系（眼球连接于脑的组织）。其直行经脉，从心系上行到肺部，再向外下到达腋窝部，沿着上臂内侧后缘，行于手太阴经和手厥阴经的后面，到达肘窝；再沿前臂内侧后缘，至掌后豌豆骨部，进入掌内，止于小指桡侧末端。

手太阳小肠经循行路线

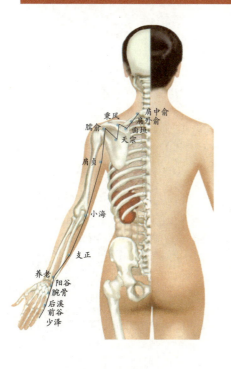
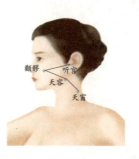

　　手太阳小肠经，起于手小指尺侧端，沿着手背外侧至腕部，出于尺骨茎突，直上沿着前臂外侧后缘，经尺骨鹰嘴与肱骨内上髁之间，沿上臂外侧后缘，到达肩关节，绕行肩胛部，交会于大椎，向下进入缺盆部，络于心，沿着食管，经过横膈，到达胃部，属于小肠。其支脉，从缺盆分出，沿着颈部，上达面颊，到目外眦，向后进入耳中。另一支脉，从颊部分出，上行目眶下，抵于鼻旁，至目内眦，斜行络于颧骨部。

足太阳膀胱经循行路线

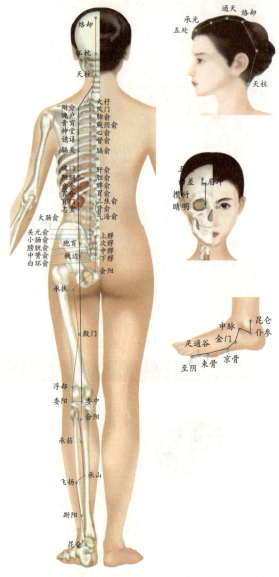

足少阴肾经循行路线

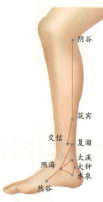

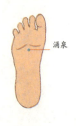

　　足太阳膀胱经，起始于内眼角，向上过额部，与督脉交会于头顶。其支脉，从头顶分出到耳上角。其直行经脉，从头顶入颅内络脑，再浅出沿枕项部下行，从肩胛内侧脊柱两旁下行到达腰部，进入脊旁肌肉，入内络于肾，属于膀胱。一支脉从腰中分出，向下夹脊旁，通过臀部，进入腘窝中；另一支脉从左右肩胛内侧分别下行，穿过脊旁肌肉，经过髋关节部，沿大腿外侧后缘下行，会合于腘窝内，向下通过腓肠肌，出外踝的后方，沿第5跖骨粗隆，至小趾的外侧末端。

　　足少阴肾经，起于足小趾下，斜走足心，行舟骨粗隆下，经内踝的后方，向下进入足跟中，沿小腿内侧上行，经腘窝内侧，沿大腿内侧后缘上行，贯脊柱，属于肾，络于膀胱。其直行支脉，从肾脏向上经过肝、膈，进入肺脏，沿着喉咙，夹舌根旁；另一支脉，从肺分出，联络心，流注于胸中。

手厥阴心包经循行路线

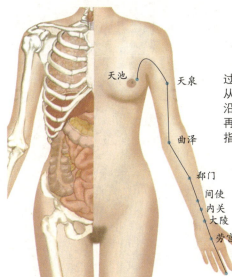

手厥阴心包经，起于胸中，属心包络，向下经过横膈自胸至腹依次联络上、中、下三焦。其支脉，从胸部向外侧循行，至腋下3寸处，再向上抵达腋部，沿上臂内侧下行于手太阴、手少阴经之间，进入肘中，再向下到前臂，沿两筋之间，进入掌中，循行至中指的末端。一支脉从掌中分出，沿无名指到指端。

手少阳三焦经循行路线

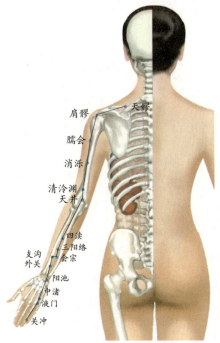
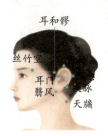

手少阳三焦经，起于无名指尺侧末端，向上经小指与无名指之间、手腕背侧，上达前臂外侧，出于桡骨和尺骨之间，过肘尖，沿上臂外侧上行至肩部，交出足少阳经之后，进入缺盆部，分布于胸中，散络于心包，向下通过横膈，从胸至腹，依次属上、中、下三焦。其支脉，从胸中分出，进入缺盆部，上行经颈项旁，经耳后直上，到达额角，再下行至面颊部，到达眼眶下部。另一支脉，从耳后分出，进入耳中，再浅出到耳前，经上关、面颊到目外眦。

足少阳胆经循行路线 | 足厥阴肝经循行路线

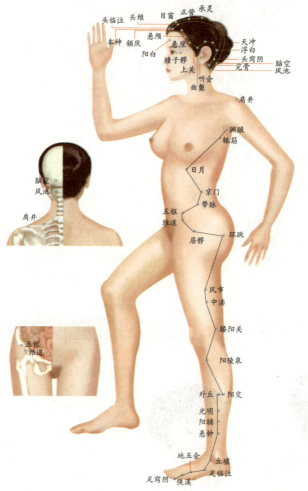

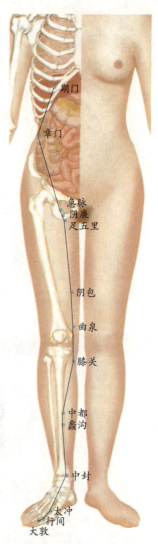

　　足少阳胆经，起于目外眦，上行额角部，下行至耳后，沿颈项部至肩上，下入缺盆。耳部分支，从耳后进入耳中，出走耳前到目外眦后方。外眦部支脉，从目外眦下走大迎，会合于手少阳经到达目眶下，行经颊车，由颈部下行，与前脉在缺盆部会合，再向下进入胸中，穿过横膈，络肝，属胆，再沿胁肋内下行至腹股沟动脉部，经过外阴部毛际横行入髋关节部。其直行经脉从缺盆下行，经腋部、侧胸部、胁肋部，再下行与前脉会合于髋关节部，再向下沿着大腿外侧、膝外缘下行经腓骨之前，至外踝前，沿足背部，止于第4趾外侧端。足背部分支，从足背上分出，沿第1、2跖骨间，出于大趾端，穿过趾甲，出趾背毫毛部。

　　足厥阴肝经，起于足大趾背毫毛部，沿足背经内踝前上行，至内踝上8寸处交于足太阴经之后，上经腘窝内缘，沿大腿内侧，上入阴毛中，环绕阴器；再上行抵达小腹，夹胃，属于肝，络于胆；再上行通过膈肌，分布于胁肋部；继续上行经喉咙的后面，上入鼻咽部，连目系，从额部浅出，与督脉在巅顶部相会。其支脉，从目系下循面颊，环绕唇内。另一支脉，从肝部分出，穿过膈肌，注于肺。

第二十六难

十五别络中的三络

原文

曰：经有十二，络有十五，余三络者，是何等络也？

然：有阳络，有阴络，有脾之大络①。阳络者，阳跷之络也。阴络者，阴跷之络也。故络有十五焉。

注释

①脾之大络：足太阴脾经的大包穴，位于渊腋下三寸。当腋下六七肋骨之间。

译文

问：经脉有十二，络脉有十五，除十二经各有一络之外，其余的三络，是什么络脉呢？

答：有阳络、阴络，还有内连于脾脏的大络。所谓阳络，是阳跷的络脉。阴络，是阴跷的络脉。所以共有十五络脉。

《灵枢·经脉》所言十五别络的名称		
手太阴列缺	手少阴通里	手厥阴内关
手太阳支正	手阳明偏历	手少阳外关
足太阴公孙	足少阴大钟	足厥阴蠡沟
足太阳飞扬	足阳明丰隆	足少阳光明
任脉尾翳	督脉长强	脾之大络大包

第二十七难
何谓奇经八脉

原文

曰：脉有奇经①八脉者，不拘于十二经，何也？

然：有阳维，有阴维，有阳跷，有阴跷，有冲，有督，有任，有带之脉。凡此八脉者，皆不拘于经，故曰奇经八脉也。

经有十二，络有十五，凡二十七，气相随上下，何独不拘于经也？

然：圣人图设沟渠，通利水道，以备不虞②。天雨降下，沟渠溢满，当此之时，霶霈③妄行，圣人不能复图也。此络脉满溢，诸经不能复拘也。

注释

①奇经：奇经八脉与十二正经不同，既不直属脏腑，又无表里配合关系，"别道奇行"，故称"奇经"。

②不虞：不测。

③霶霈（pángpèi）：形容大雨的情景。

译文

问：经脉中有奇经八脉，它不受十二正经的约束，是什么道理呢？

答：经络系统中有阳维、阴维、阳跷、阴跷、冲脉、督脉、任脉和带脉。这八脉各自别道奇行，不受十二正经的约束，所以称为奇经八脉。

问：人体十二经脉，十五络脉，合共为二十七经络的脉气，都是相互随从着在全身上下循环周转，为什么独有奇经八脉的运行，不受这个经络系统的约束呢？

答：譬如古代圣人规划着开挖沟渠，以通畅水道，原是为了防备不测的水灾，假如天降大雨，就会使沟渠里的雨水盈满外流。在这个时候，大量的雨水泛滥妄行，圣人也没有更好的办法堵水外流。这种情况，奇经八脉就是把满溢的气血蓄积起来，不随同十二经脉流注，十二经也不能再限制它了。

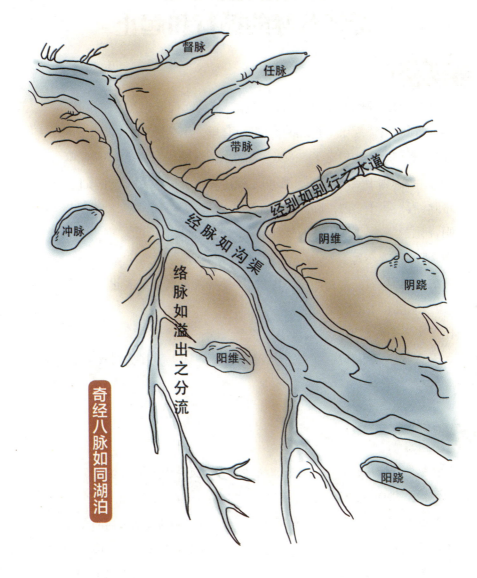

第二十八难

奇经八脉的循行和起止

原文

曰：其奇经八脉者，既不拘于十二经，皆何起何继也？

然：督脉①者，起于下极之俞②，并于脊里，上至风府③，入属于脑。

任脉④者，起于中极之下⑤，以上毛际，循腹里，上关元⑥，至喉咽。

冲脉⑦者，起于气冲⑧，并足阳明之经，夹脐上行，至胸中而散也。

带脉⑨者，起于季胁，回身一周。

阳跷脉⑩者，起于跟中，循外踝上行，入风池⑪。

阴跷脉⑫者，亦起于跟中，循内踝上行，至咽喉，交贯冲脉。

阳维、阴维⑬者，维络于身，溢蓄⑭不能环流灌溉诸经者也。故阳维起于诸阳会⑮也，阴维起于诸阴交⑯也。

比于圣人图设沟渠，沟渠满溢，流于深湖，故圣人不能拘通也。而人脉隆盛，入于八脉，而不环周⑰，故十二经亦有不能拘之。其受邪气，畜则肿热，砭射之⑱也。

注释

①督脉：奇经八脉之一。六条阳经都与督脉交会于大椎，有调节阳经气血的作用，故称为"阳脉之海"。

②下极之俞：下极，指躯干最下部。下极之俞，即前后阴之间的会阴穴。

③风府：穴名。位于后发际正中直上1寸，两斜方肌之间的凹陷中。

④任脉：任，与"妊"通，有"担任""妊养"之意。任脉是奇经八脉之一。因为三阴经脉会于本经，故又称任脉为"阴经之海"。

⑤中极之下：中极，是任脉的穴位，在脐下4寸处。指中极下方的腧穴，指会阴穴。

⑥关元：穴名。位于下腹部，脐中下3寸，前正中线上。

⑦冲脉：冲，有"冲要"之意，经脉自下而上。冲脉是奇经八脉之一。因本

经为十二经之要冲，故有"十二经之海"与"冲为血海"之说。

⑧气冲：气街穴。位于腹股沟稍上方，当脐中下5寸，距前正中线2寸。

⑨带脉：奇经八脉之一。因本经如同束带一样，围腰一周，故而称之。

⑩阳跷脉：跷，为足跟，有矫健敏捷之意。阳跷脉是奇经八脉之一。因本经起于跟中，行肢体外侧，所以称"阳跷脉"。

⑪风池：穴名。位于项后，枕骨之下，胸锁乳突肌上端与斜方肌上端之间的凹陷中。

⑫阴跷脉：奇经八脉之一。本经起于跟中，行肢体内侧，所以称为"阴跷脉"。

⑬阳维、阴维：维，即维系之意。属奇经八脉中的两条脉。维系三阳经的叫"阳维"；维系三阴经的叫"阴维"。

⑭溢蓄：盈溢有余，积蓄留潴的意思。

⑮诸阳会：足太阳膀胱经的金门穴，位于足外踝的前下方，当外踝前缘直下，骰骨下缘处。

⑯诸阴交：足少阴肾经的筑宾穴，位于足内踝的上方，当太溪与阴谷的连线上，太溪上5寸，腓肠肌肌腹的内下方。

⑰不环周：《难经经释》："不环周，言不复归于十二经也。"

⑱砭射之：砭，砭石，远古时代的治病工具。砭射之，就是用砭石射刺放血的疗法。

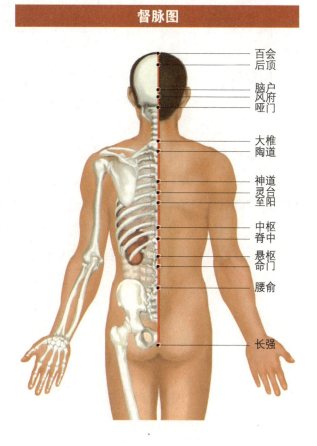

督脉图

百会
后顶
脑户
风府
哑门
大椎
陶道
神道
灵台
至阳
中枢
脊中
悬枢
命门
腰俞
长强

译文

问：奇经八脉，既然不限制在十二经内，那么它们的循行是从哪里起始，又延续到达那些部位呢？

答：督脉，起于躯干最下部的会阴穴，沿着脊柱里面，上行到风府穴，进入脑部。

任脉，起于中极穴下方，上行过阴毛，沿着腹部里侧，上行经关元穴而到达咽喉。

冲脉，起于气冲穴处，并于足阳明胃经的内侧，夹脐两旁上行，至胸中而散。

带脉，起于胁肋的下部，如束带一样环腰一周。

阳跷脉，起于足根部，沿足外踝而上行，入风池穴处。

阴跷脉，亦起于足根部，沿内踝上行而至咽喉，交叉贯穿于冲脉的循行部位。

阳维脉与阴维脉，能够维系网络周身，二脉盈溢留蓄，不能环流灌溉于十二经中，所以阳维脉起于诸阳所会的地方，阴维脉起于诸阴所交之处。

譬如圣人设计了沟渠，通畅水流，当沟渠里的水量盛满充溢时，就会流入于深湖之中，这是自然的趋势，所以圣人也不能阻止水的满溢旁通。而在人体经脉中的脉气到了丰盛之时，也就会进入奇经八脉，不循经脉的通路环运周转，所以十二经脉，不能阻止丰盛的脉气外流，就像圣人不能阻止沟渠满溢的水，流入深湖一样。如果八脉受到病邪的侵袭，蓄积在内，郁而不解，便会发生肿热，当用砭石以射刺放血的疗法，进行疏泄。

跷脉的循行路线

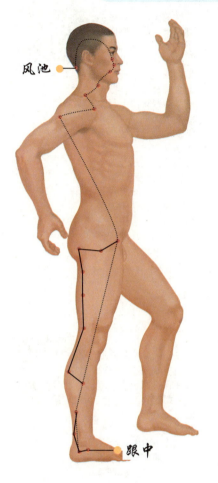

阳跷脉

阳跷脉，是足太阳之别脉。起于跟中申脉穴，循外踝上行，入风池穴。阴阳跷脉交会于目内眦，入属于脑。阳跷脉盛，则不易入睡。阳跷脉失调时，会出现肢体内侧肌肉弛缓而外侧拘急的病症。

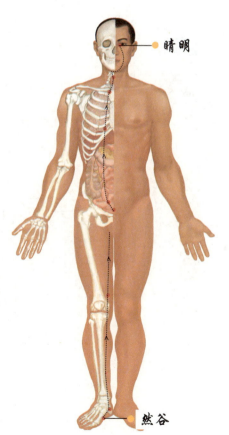

阴跷脉

阴跷脉，是足少阴肾经之别脉。起于跟中足少阴肾经之然谷穴，再循内踝上行腹股、生殖器、胸膜，再上行至咽喉，并至睛明穴。患阴跷脉疾病者，阳气不足，阴气偏盛，欲闭目而睡。

冲脉

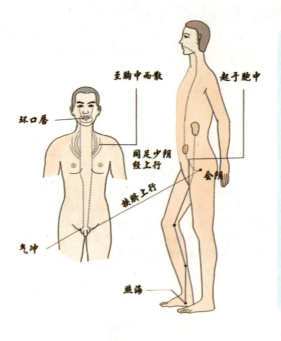

冲脉属于人体奇经八脉之一，起于胞中，下出会阴，并在此分为三支：一支沿腹腔前壁，挟脐上行，与足少阴经相并，散布于胸中，再向上行，经咽喉，环绕口唇；一支沿腹腔后壁，上行于脊柱内；一支出会阴，分别沿股内侧下行到足大趾间。冲脉能调节十二经气血，故称为"十二经脉之海"。与生殖机能关系密切，冲、任脉盛，月经才能正常排泄，故又称"血海"。

带脉

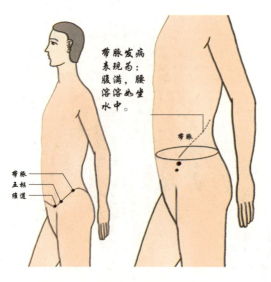

带脉是人体奇经八脉之一。约束纵行之脉以加强经脉之间的联系，如足之三阴、三阳以及阴阳二跷脉。带脉还有固护胎儿和主司妇女带下的作用。带脉循行起于季胁，斜向下行到带脉穴，绕身一周。并于带脉穴处再向前下方沿髋骨上缘斜行到少腹。本经脉交会穴为带脉、五枢、维道（足少阳经）共3穴，左右合6穴。

第二十九难

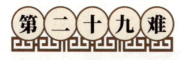

奇经八脉的证候

原文

曰：奇经之为病，何如？

然：阳维维于阳，阴维维于阴，阴阳不能自相维，则怅然失志①，溶溶②不能自收持。

阳维为病苦寒热，阴维为病苦心痛。

阴跷为病，阳缓而阴急③；阳跷为病，阴缓而阳急④。

冲之为病，逆气而里急。

督之为病，脊强而厥。

任之为病，其内苦结⑤，男子为七疝⑥，女子为瘕聚⑦。

带之为病，腹满，腰溶溶若坐水中。此奇经八脉之为病也。

注释

①怅然失志：形容失意而不痛快的样子。

②溶溶：疲倦乏力的样子。

③阳缓而阴急：《难经集注》吕注："阴跷在内踝上，病则其脉从内踝以上急，外踝以上缓也。"

④阴缓而阳急：《难经集注》吕注："阳跷在外踝上，病则其脉从外踝以上急，内踝以上缓也。"

⑤苦结：苦，作甚解。结，是结聚之意，指腹内发生急结的病证。

⑥七疝：病名。中医认为疝气有七种，即冲疝、狐疝、癞疝、厥疝、瘕疝、㿉疝、癃疝（上述七疝出于《素问》，与后世所论七疝不同）。

⑦瘕聚：癥瘕与积聚一类的病证。

译文

问：奇经八脉发生病变的证候是怎样的？

答：阳维脉是维系着全身属阳的经脉，阴维脉是维系着全身属阴的经脉。阴维脉和阳维脉不能起到相互维系的作用，就会使人感觉到精神恍惚、失去意志、体倦乏力、在动作上不能由自己来控制。

阳维脉发病，多属表证而见发热恶寒。阴维脉发病，多为里证而见胸痹心痛。

阴跷脉发病，则见下肢阳侧外踝以上和缓，而阴侧内踝以上拘急。阳跷脉发病，下肢阴侧内踝以上和缓，而阳侧外踝以上拘急。

冲脉发病，则气从少腹上冲，腹中急痛。

督脉发生病变，会出现脊柱强直，甚至有昏厥的现象。

任脉发生的病证，见腹内急结，男子易患七疝，女子多生癥瘕积聚。

带脉发病，则腹中胀满，腰部无力，如同坐在水中一样软弱发凉。

论脏腑

本篇以脏腑学说为主要议题，介绍了脏腑的解剖形态、生理功能、营卫周行，对三焦、命门、七冲门（即唇为飞门、齿为户门、会厌为吸门、胃为贲门、胃下口为幽门、大肠小肠会为阑门、下极为肛门）、八会理论，皆有阐释。《难经》关于人体消化道由唇到肛门的"七冲门"之论如此精彩，可以说是得益于当时医家在实际解剖中获得的科学数据。

图解难经

第三十难
营卫的生成和循行

原文

曰：荣气之行，常与卫气相随不？

然：经言人受气于谷。谷入于胃，乃传于五脏六腑，五脏六腑皆受于气。其清者为营，浊者为卫，荣行脉中，卫行脉外，营周不息①，五十而复大会②。阴阳相贯，如环之无端，故知营卫相随也。

注释

①营周不息：营，环绕的意思。营周不息，指荣卫之气循环周流不息。

②五十而复大会：五十，营卫在一昼夜中各运行五十周次。大会，营行脉中，卫行脉外，两者虽然异途动行，但经过五十周次之后，再总的会合一次。

营气即营养全身之气，必须不断循行于人体才能保证生命的持续。营气的循行与经气在人体的循行一样，也是一昼夜50个周次，且日行于阳，夜行于阴。

营气的循行

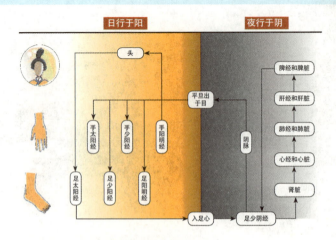

译文

问：营气的运行，常同卫气相互配合而并行吗？

答：医经上说，人体所禀受的精微之气，是来源于饮食水谷的。当饮食水谷入胃，通过消化吸收以后，其精微就分别传布到五脏六腑，从而使五脏六腑都能得到营养物质的供应。其清的为营气，浊的为卫气，营气流行在脉中，卫气运转于脉外，都是在周身不息止地营运着，一日一夜各循行了五十周次后，又会合在手太阴肺经。这样阴阳内外之间互相贯通，好像圆环一样没有止端，所以知道营气和卫气都是相合而并行的。

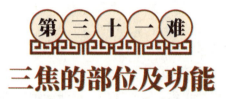

第三十一难
三焦的部位及功能

原文

曰：三焦者，何禀①何生？何始何终？其治②常在何许③？可晓以不？

然：三焦者，水谷之道路，气之所终始也④。上焦者，在心下，下膈⑤，在胃上口，主内⑥而不出。其治⑦在膻中，玉堂⑧下一寸六分，直⑨两乳间陷者是。中焦者，在胃中脘，不上不下，主腐熟水谷。其治在齐⑩旁。下焦者，当膀胱上口⑪，主分别清浊，主出而不内，以传道也，其治在齐下一寸。故名曰三焦，其府在气街⑫。

注释

①禀：承受的意思。

②治：《难经正义》："治，犹司也，犹郡县治之治，谓三焦处所也。或云治作平声读，谓三焦有病，当各治其处，盖刺法也。"据此，治有两种解释：一作治理处所讲，一作针治部位讲，本难似以后者为是。

③许：作"处"讲。

④气之所终始也：意为三焦是气机活动的开始和结束的场所。

⑤膈：膈，即遮隔之意。因心下有横膈膜，以遮隔浊气。

⑥内：同"纳"。

⑦治：治疗。

⑧玉堂：任脉经穴位，在胸骨正中线上，平第三肋间隙。

⑨直：为"当"或"对着"之意。

⑩齐：同"脐"。

⑪膀胱上口：实指水液渗入之处，并非言膀胱有上口。

⑫其府在气街：府，舍也，聚藏的地方，此言三焦汇聚于气街穴。

译文

问：三焦承受什么又主管什么？它的部位从哪里开始到哪里终止？它的针治部位在哪里？这些问题可以讲清楚吗？

答：三焦是机体受纳水谷、吸收营养、排泄糟粕的通路，为周身精气运行的终始。上焦位于心下至横膈膜的一段，在胃的上口，主受纳而不主排出，其治疗在膻中穴。膻中的部位在玉堂穴下一寸六分，正当两乳之间的凹陷处。中焦在胃的中脘处，不上不下，功能是主消化水谷，其治疗在脐旁的天枢穴。下焦在膀胱的上口处，其功能是分别清浊，排出糟粕而不主纳入，起着传导的作用，其治疗在脐下一寸处。所以合名为三焦，它们汇聚的地方在气街。

膻中
位于两乳之中，为任脉之腧穴，亦为心包之募穴，八会穴之气会。统上焦诸气，胸闷、胸痛、气短、心悸、咳嗽、气喘、呃逆、呕吐、或乳汁少、乳痛等上焦诸症，皆可取此穴治疗。

上焦
主受纳水谷而不排出

胸腔部，是胸肺两脏的居所。上焦之气，即为营气、卫气与呼吸之气相结合的宗气。

中焦
消化水谷等饮食

腹部，是脾、胃、肝、胆的居所。中焦之气亦称中气，一般认为即脾胃之气，实则产生营卫之所。

下焦
分别清浊排除糟粕

少腹部，是肾、大肠、小肠、膀胱的居所。下焦之气，一般指命门之元气，实则这里既有经脉之中的营气，又有经脉之外的卫气，还有水谷精微之气中的浊杂之气、受肾气而化生的卫气。后世所说运行于周身之元气，实则卫气，卫气即人身之诸阳气。

论脏腑

气冲
位于脐下五寸，距正中线2寸处，为足阳明胃经之腧穴。为三焦之气会聚之所。亦是内丹修炼的要穴之一，主治肠腑、膀胱、胞宫、阴器诸症。

阳交
位于脐下一寸处，为任脉之腧穴。统下焦诸气，少腹痛、水肿、泄泻、带下、疝气等下焦诸症，可取此穴治疗。

天枢
为足阳明胃经之腧穴，亦为大肠之募穴。统中焦诸气。腹痛、腹胀、胃炎、肠炎、便秘及月经不调、痛经等中焦诸症，可取此穴治疗。

第三十二难
心肺的部位和营卫气血的关系

原文

曰：五脏俱等，而心、肺独在膈上者，何也？

然：心者血，肺者气。血为荣，气为卫；相随上下，谓之荣卫。通行经络，营周于外，故令心、肺独在膈上也。

位居尊位之心肺

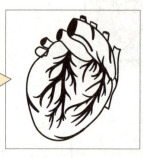

营血靠我才能周布营养全身，所以我得居于膈上尊位。

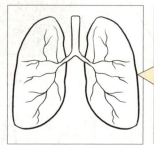

我主呼吸又可运化卫气周遍、护卫全身，所以我也得居于膈上尊位。

TIPS
这只是《难经》时代人们对心肺居膈上的解释，不过其心主血、肺主气的观点还是正确的。

译文

问：五脏都是相等的，为什么独有心、肺两脏的位置，却在横膈的上面，这是什么道理呢？

答：心主血液循环，肺主周身之气。血中包含丰富的营养为荣，气具有保卫体表、抵御外邪的功能为卫；两者相互随同着全身上下运转，称为荣卫。它们分别贯通流行在经络中，周转于体表之间，共同发挥了营养和保卫的作用，所以心、肺都在横膈之上了。

第三十三难

肝肺的属性与浮沉现象

【原文】

曰：肝青象木，肺白象金。肝得水而沉，木得水而浮；肺得水而浮，金得水而沉。其意何也？

然：肝者，非为纯木也，乙角①也，庚之柔②。大言阴与阳，小言夫与妇。释其微阳，而吸其微阴③之气，其意乐金，又行阴道多，故令肝得水而沉也。肺者，非为纯金也，辛商①也，丙之柔②。大言阴与阳，小言夫与妇。释其微阴，婚而就火，其意乐火，又行阳道多，故令肺得水而浮也。

肺熟而复沉，肝熟而复浮④者，何也？故知辛当归庚，乙当归甲也。

天干的阴阳属性

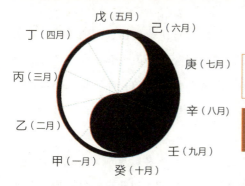

春夏为阳，故甲、乙、丙、丁、戊为阳，为夫。秋冬为阴，故己、庚、辛、壬、癸为阴，为妇。

相对之天干即为相合的关系，其原理来自古天文学。

天干配人体

	甲	乙	丙	丁	戊	己	庚	辛	壬	癸
天干配身体	头	肩	额	齿、舌	鼻	面	筋	胸	胫	足
天干配脏腑	甲胆	乙肝	丙小肠	丁心	戊胃	己脾	庚大肠	辛肺	壬膀胱	癸肾

注释

①乙角、辛商：乙、辛是天干之中肝肺的代名词。因十天干各以所属的阴阳五行代表了脏腑，其中以腑为阳，以脏为阴，并从表里关系互为配合，如甲乙都属于木，甲是阳木属胆，乙是阴木属肝；庚辛都属于金，庚是阳金属大肠，辛是阴金属肺。而肝、心、脾、肺、肾五脏，又各配合了角、徵、宫、商、羽五音，其中以肝配角音，肺配商音。这里的乙角、辛商，就是代表肝肺。

②庚之柔，丙之柔：庚、丙在十天干中都属阳，天干每隔五位按阴阳的不同属性，从五行相克的关系上，刚柔相合，如甲与己合，乙与庚合，丙与辛合等。阳为刚，阴为柔，所以属阴的乙木与属阳的庚金相合，乙便是庚之柔；属阴的辛金与属阳的丙火相合，辛便是丙之柔，从而构成了阴阳刚柔的配偶关系。

③释其微阳，而吸其微阴：释，是解脱或除去的意思。吸，是吸收。微阳微阴，是指乙木和庚金的性质，从相应时令季节中的阴阳盛衰来说，乙木所代表的肝脏，属于阴中之阳，因木旺于春，乙木是应于初春的柔木，这时候阴性尚多，阳气未盛，故称微阳。金旺于秋，庚金是应于七月的阳金，初秋继炎夏之后，阴气未盛，阳多阴少，故称微阴。

④肺熟而复沉，肝熟而复浮：熟，是成熟的意思，是指已成为纯粹的一种品质。肺熟、肝熟，就是指辛金和乙木，原先虽分别配偶着丙火和庚金，辛从火之性而浮，乙从庚金之性而沉，但最后因相交之气已散，阴阳分离，结果仍各返其本，成为纯粹的金和木。所以肺熟而复沉，辛金仍恢复了金性的下沉；肝熟而复浮，乙木也仍恢复了木性的上浮，正如丁锦所说："熟，犹纯也，辛归庚，则纯金，丙与辛不合而离矣；乙归甲，则纯木，乙与庚不合而离矣。离则亢，亢则死矣。"这里所谓阴阳的由离而死，就是指死则归本，由生长发展到最后阶段，所以称为熟。

译文

问：肝主青色，五行比象于木；肺主白色，五行比象于金。但肝脏入水则下沉，木在水里却是浮的；肺脏入水则上浮，金器在水里却是沉的。这其中的意义是怎样解释的呢？

答：肝，不是纯粹的木，它在十天干中属于阴性的乙木，为五音中的角音，是阳性庚金的配偶。从大处说，是阴阳的互根，小而言之，就是夫妇的配合。乙木摆脱了他原有微弱的阳气，吸收了庚金之中微弱的阴气，因此，它的性质由于愿意从金而带有金性。又因金旺于秋。自秋以后，昼短夜长，所行的阴道较多，阴的属性是向下的，所以肝脏在水里就要下沉了。肺，不是纯粹的金，它在十天干中属于阴性的辛金，在五音之中属于商音。从大处说，是阴阳的互根，小而言之，也就是夫妇的配合。由于辛金相应的秋令，阳气较盛，阴气尚微，当它摆脱了原有微弱的阴气，婚配给丙火为妻，因此，它的性质由于愿意从火而带有火性。又因火旺于夏，夏季昼长夜短，因此使得肺中阳多，阳性向上，故入水就浮起了。

肺在成熟为纯金时又复下沉，肝在成熟为纯木时又复浮起，这是为什么呢？这是因为阴阳不交，夫妇分离，辛金和乙木各复其本性的缘故。也由此可以知道，辛金应当归配于庚金，成为纯粹的金时便下沉，乙木应当归配于甲木，成为纯粹的木时便浮起的道理。

五色、五味、五声

五运之气的阴阳变化，在不断地影响着自然界的万事万物。阴阳变化所生之五色、五味、五声随时都在影响着人身体的健康程度。

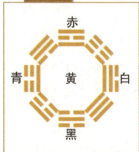

五色

五色即青、赤、黄、白、黑。五色分别与人体内的五脏对应。其中，青色与肝对应，赤色与心对应，黄色与脾对应，白色与肺对应，黑色与肾对应。

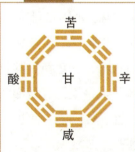

五味

五味即酸、甘、苦、辛、咸。五味可以养五脏，但过食则伤五脏。

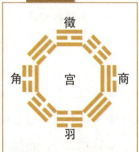

五声

五声即宫、商、角、徵、羽。五声分别对应人体内的五脏。肝对角，心对徵，脾对宫，肺对商，肾对羽。

肝沉肺浮的道理

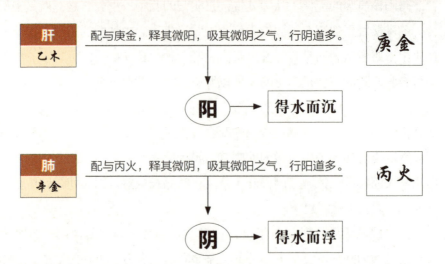

第三十四难

五脏所主的声色臭味液及所藏的七神

原文

曰：五脏各有声、色、臭、味、液，皆可晓知以不？

然：《十变》①言肝色青，其臭臊，其味酸，其声呼，其液泣；心色赤，其臭焦，其味苦，其声言，其液汗；脾色黄，其臭香，其味甘，其声歌，其液涎；肺色白，其臭腥，其味辛，其声哭，其液涕；肾色黑，其臭腐，其味咸，其声呻，其液唾。是五脏声、色、臭、味、液也。

五脏有七神，各何所藏那？

然：脏者，人之神气所舍藏也。故肝藏魂，肺藏魄，心藏神，脾藏意与智，肾藏精与志也。

注释

①《十变》：古医经名，今已无考。

	五声	五色	五臭	五味	五液	五官	五音
肝	呼（呼叫声）	青	臊（膻）	酸	泣	目	角
心	言（言语）	赤	焦	苦	汗	舌	徵
脾	歌	黄	香	甘	涎	口	宫
肺	哭	白	腥	辛	涕	鼻	商
肾	呻（呻吟）	黑	腐	咸	唾	耳	羽

五脏的声色臭味

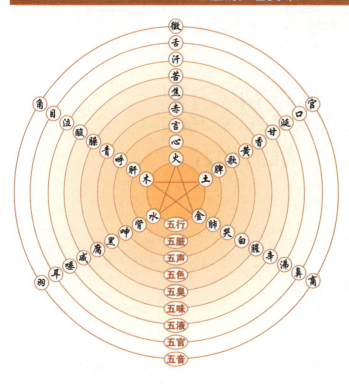

五脏七神也可精简为五神，由于五脏贵"藏"，所以道教将藏神作为重要的养生手段，即"眼不视而魂在肝，舌不生而神在心，鼻不香而魄在肺，四肢不动意在脾，故曰五气"朝元"。"朝元"二字，指的是将神气归藏于其根源之意，即将神气各归其舍而不外泄。

译文

问：五脏各有它所主的声音、颜色、臭气、味道和体液，这些都可以明白地讲清楚吗？

答：古代医经《十变》上讲肝脏所主的颜色是青的，它的臭气为臊气，它的味道为酸味，它的声音为呼叫，它所化生的液体为眼泪；心脏所主的颜色是赤的，它的臭气为焦气，它的味道为苦味，它的声音为语言，它所化生的液体为汗水；脾脏所主的颜色是黄的，它的臭气为香气，它的味道为甘味，它的声音为歌唱，它所化生的液体为涎沫；肺脏所主的颜色是白的，它的臭气为腥气，它的味道为辛味，它的声音为哭号，它所化生的液体为鼻涕；肾脏所主的颜色是黑的，它的臭气为腐气，它的味道为咸味，它的声音为呻吟，它所化生的液体为唾液。以上这些就是五脏所主的声音、颜色、臭气、味道和体液。

问：五脏中藏有七种名称的神，各脏所藏的是哪一种神呢？

答：脏，是主宰人体精神活动的神气所居藏的处所，所以肝脏藏魂，肺脏藏魄，心脏藏神，脾脏藏意和智，肾脏藏精和志。

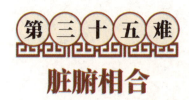

第三十五难

脏腑相合

原文

曰：五脏各有所腑皆相近，而心、肺独去大肠、小肠远者，何也？

然：经言心荣、肺卫，通行阳气①，故居在上；大肠、小肠，传阴气②而下，故居在下。所以相去而远也。

又诸腑皆阳也，清净之处。今大肠、小肠、胃与膀胱，皆受不净③，其意何也？

然：诸腑者，谓是非也。经言：小肠者，受盛之腑④也；大肠者，传泻行道之腑⑤也；胆者，清净之腑⑥也；胃者，水谷之腑⑦也；膀胱者，津液之腑⑧也。一腑犹无两名，故知非也。

小肠者，心之腑；大肠者，肺之腑；胆者，肝之腑；胃者，脾之腑；膀胱者，肾之腑。

小肠谓赤肠，大肠谓白肠，胆者谓青肠，胃者谓黄肠，膀胱者谓黑肠。下焦之所治也。

注释

①通行阳气：阳气，这里指营卫之气。通行阳气，即心肺具有通行营卫之气的功能。

②传阴气：传，传导输送。阴气，在这里是指秽浊之气。传阴气，即大小肠具有接受糟粕、排泄粪便的功能。

③皆受不净：大肠、小肠、胃、膀胱等腑，储藏食物及其残渣等，与五脏所藏的精气相对而言，这些东西比较污浊，故称皆受不净。

④受盛之腑：受盛，是承受的意思。因小肠上接于胃，承受胃所下移的已消化的饮食物，故称受盛之腑。

⑤传泻行道之腑：大肠接受小肠移下的糟粕，从肛门排出，有导之下行的作用，故称传泻行道之腑。

⑥清净之腑：六腑之中，独有胆是贮藏清而不浊的胆汁的，故称清净之腑。

⑦水谷之腑：胃是容纳和腐熟水谷之腑。

⑧津液之腑：因膀胱是储留小便的脏器，故称。

译文

问：五脏各有一定的部位，与其所相合的腑，都比较接近。但心、肺两脏距其相合的小肠、大肠两腑却比较远，这是为什么呢？

答：医经上说，心主荣血，肺主卫气，两者具有通行阳气的功能，所以位居膈上；而大肠和小肠是传导浊阴之气下行的，所以位居膈下，因此它们的距离就比较远了。

问：又有一个问题，如果按阳清阴浊的说法，则所有的腑都是属阳的，当是清净的所在，而实际上大肠、小肠、胃、膀胱等，都受纳不净之物，其道理是什么呢？

答：各腑虽属于阳，若把它们都称为清净之处，是不对的。医经上曾说：小肠是受盛之腑，大肠是传泻行道之腑，胆是清净之腑，胃是水谷之腑，膀胱是津液之腑。根据每一腑的性质和功能，绝不至于会有两样的名称，所以把各腑都称为清净之处的说法是不对的。

小肠是配合心脏的腑，大肠是配合肺脏的腑，胆是配合肝脏的腑，胃是配合脾脏的腑，膀胱是配合肾脏的腑。

根据五脏所主的颜色和脏腑配合的关系，所以小肠称为赤肠，大肠称为白肠，胆称为青肠，胃称为黄肠，膀胱称为黑肠，所有这些腑都是属于下焦之气所管理的。

> 五脏即肝、心、脾、肺、肾；六腑即胆、小肠、胃、大肠、膀胱、三焦。它们之间互为表里，各有所主，并与五行相对应，中医常依据五行生克关系来诊断和治疗疾病。

五脏六腑图

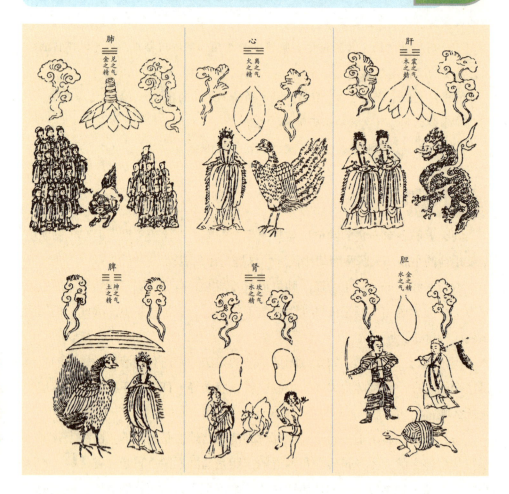

第三十六难

肾与命门

原文

曰：脏各有一耳，肾独有两者，何也？

然：肾两者，非皆肾也。其左者为肾，右者为命门。命门者，诸神精之所舍，原气①之所系也；男子以藏精，女子以系胞②。故知肾有一也。

注释

①原气：肾气。发源于肾，藏之于丹田，为人生命活动的根本。

②胞：女子胞。在怀孕期有养育胎儿的作用。

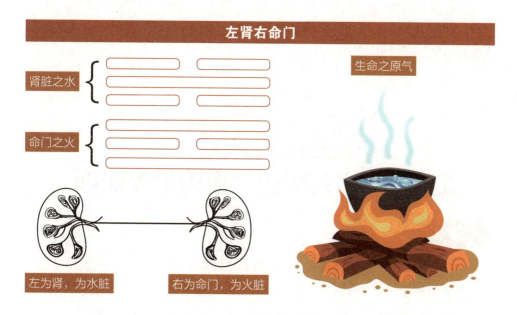

命门位置的不同说法

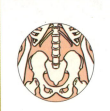

命门位于两肾之间的脊椎处

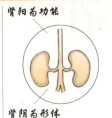

命门即肾阳

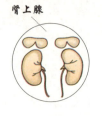

命门即肾上腺

命门即内生殖器

译文

问：五脏各只有一个，唯独肾脏有两枚，这是什么道理呢？

答：肾有两枚，并非完全是肾。左边的为肾，右边的为命门。命门，是所有神气和精气所居之处，是原气所系的地方；男子用它来储藏精气，女子用它来维系子宫，所以可知肾只有一个。

第三十七难

五脏与七窍及阴阳气血的生理病理

原文

曰：五脏之气，于何发起，通于何许，可晓以不？

然：五脏者，常内阅①于上七窍也。故肺气通于鼻，鼻和则知香臭矣；肝气通于目，目和则知黑白矣；脾气通于口，口和则知谷味矣；心气通于舌，舌和则知五味矣；肾气通于耳，耳和则知五音矣。五脏不和，则九窍②不通；六腑不和，则留结为痈。

邪在六腑，则阳脉不和，阳脉不和，则气留之；气留之，则阳脉盛矣。邪在五脏，则阴脉不和，阴脉不和，则血留之；血留之，则阴脉盛矣。阴气太盛，则阳气不得相营也，故曰格。阳气太盛，则阴气不得相营也，故曰关。阴阳俱盛，不得相营也，故曰关格。关格者，不得尽其命而死矣。

经言气独行于五脏，不营于六腑者，何也？

然：夫气之所行也，如水之流，不得息也。故阴脉营于五脏，阳脉营于六腑，如环无端，莫知其纪，终而复始，其不覆溢，人气内温于脏腑，外濡于腠理③。

注释

①阅：经历，这里有通达的意思。

②九窍：通常以眼、耳、鼻各有二窍，加上口的一窍和前后二阴，合称为九窍。但从头面的九窍来说，则以眼、耳、鼻的各有二窍，再加口一、舌一、喉一，合称为九窍。

③腠理：肌肉和皮肤的纹理，这里指人体肌肤之间津液及气血流通灌注之处。

五脏与九窍		
肺	鼻孔（两窍）	鼻可以辨别气味的香臭
心	舌（一窍）	舌可品尝味道之咸甜
脾	口（一窍）	口可分辨五谷之味道
肝	目（两窍）	目可看清黑白
肾	耳（两窍）	耳可分辨五音
三焦	喉（一窍）	喉咙可发声说话

译文

问：五脏的精气，分别从哪里出发，又通达到什么地方，可以讲述明白吗？

答：五脏的精气，常常通达于人体上部九窍。所以肺脏的精气上通鼻窍，鼻的功能正常，就能辨别气味的香臭；肝脏的精气上通眼窍，眼睛的功能正常，就能察看颜色的黑白；脾脏的精气上通口窍，口的功能正常，就能尝辨五谷的滋味；心脏的精气上通舌窍，舌的功能正常，就能辨别酸、苦、甘、辛、咸等五味；肾脏的精气上通于耳窍，耳的功能正常，就能分辨角、徵、宫、商、羽五音。如果五脏功能失常，便会导致九窍的不通畅；若六腑功能失常，便会因气血留滞和郁结在皮肤而发为痈疡。

病邪侵袭到六腑，必然导致阳脉失调；阳脉失调，就会使在表的气行留滞；气行失于流通，就会显示阳脉偏盛的现象。病邪侵袭到五脏，必然导致阴脉失调；阴脉失调，就会使在里的血行留滞；血行失于流通，就会显示阴脉偏盛的现象。如阴气过于旺盛，使阳气不能在内外正常营运，就称为格；如阳气过于旺盛，使阴气不能在内外正常营运，就称为关。如果阴阳二气都有偏盛时，使阴阳内外之间不能相互营运，就称为关格。有关格现象的，就不能活到应该活到的寿命而早亡。

问：医经上说精气只能流行于五脏，而不能营运到六腑，是什么道理？

答：精气在体内运行，好像水的流动一样，是没有一刻息止的。所以阴脉的精气营运于五脏，阳脉的精气则营运于六腑，二者内外相互贯通，像圆环一样没有起止点，也无法计算它转流的次数，经常是终而复始地循环着，也不像水那样倾覆或泛溢。因此，人体内外的精气，在内是温养五脏六腑，在外是濡润肌表皮肤。

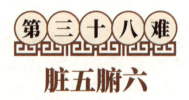

第三十八难

脏五腑六

原文

曰：脏唯有五，腑独有六者，何也？

然：所以腑有六者，谓三焦也。有原气之别①焉，主持诸气，有名而无形，其（经）属手少阳。此外腑②也，故言腑有六焉。

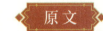

注释

①有原气之别：别，别使，即使者的意思。有原气之别，指三焦有引导原气、

到达全身各部的作用。

②外腑：《难经》认为三焦有名而无形，与其他之腑不同，是五腑之外的一个腑，故称外腑。

译文

问：脏有五个，腑却有六个，这是为什么呢？

答：腑有六个，是因为包括了三焦。三焦具有原气之别使的作用，主管人体脏腑、经络等各种气机活动。它是有名称而无具体形态的腑，其经脉属于手少阳经。这是五脏之外的又一个腑，所以说腑有六个。

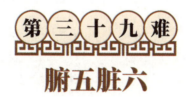

腑五脏六

原文

曰：经言腑有五，脏有六者，何也？

然：六腑者，正有五腑也。五脏亦有六脏者，谓肾有两脏也。其左为肾，右为命门。命门者，谓精神之所舍也；男子以藏精，女子以系胞，其气与肾通。故言脏有六也。

腑有五者，何也？

然：五脏各一腑，三焦亦是一腑，然不属于五脏，故言腑有五焉。

译文

问：医经上说，腑有五个，脏有六个，是什么道理呢？

答：一般所说的六腑，其实正式的只有五腑。五脏也有叫作六脏的，就是因为肾有两脏，在左边的是肾，在右边的是命门。命门，是全身精气和神气所居之处，男子用以蓄藏精气，女子用以维系胎胞。它的气与肾相通，所以就叫作六脏了。

问：至于六腑为什么说只有五腑呢？

答：因为五脏各有它表里配合的一腑，三焦虽也称为一腑，但并不和五脏相配，所以说正式的只有五腑。

命门与心包之误解

三十八难之五脏六腑						
五脏	肺	心	脾	肝	肾	？
六腑	大肠	小肠	胃	胆	膀胱	三焦

三十九难之六脏五腑						
六脏	肺	心	脾	肝	肾	命门
五腑	大肠	小肠	胃	胆	膀胱	？

将两难知识结合

六脏（里）	肺	心	脾	肝	肾	命门
六腑（表）	大肠	小肠	胃	胆	膀胱	三焦
寸口	右寸	左寸	右关	左关	左尺	右尺

命门与三焦相表里：心主与三焦相表里（二十五难）──→ 心主＝命门

所以有人认为《难经》的心包就是命门

以上推理与观点是错误的！但由于针灸治病重点在于循经选穴，所以将心包经称作命门经并不影响临床治病。故此，这种错误观点流传至今。

第四十难
鼻臭耳闻与内脏的关系

原文

曰：经言，肝主色，心主臭，脾主味，肺主声，肾主液。鼻者，肺之候①，而反知香臭；耳者，肾之候，而反闻声，其意何也？

然：肺者，西方金也，金生于巳②，巳者南方火，火者心，心主臭，故令鼻知香臭；肾者，北方水也，水生于申②，申者西方金，金者肺，肺主声，故令耳闻声。

肾肺与声嗅的关系

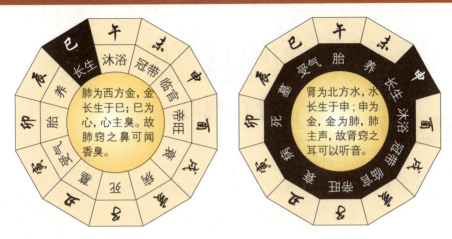

注释

①候：变化的情况。五脏在内，其生理、病理情状，可以反映在于外，所以"候"也称为"外候"。

②金生于巳，水生于申：巳、申，是十二地支中的二支。十二地支按五行分配方位，巳、午为南方属火，申、酉为西方属金。每一地支，各以阴阳、刚柔和五行的属性，按排列的顺序，做出五行消长的规律，如木生于亥，火土生于寅，金生于巳，水生于申等，亦称为五行长生的规律，就是把五行和自然界的各种现象联系起来，以说明五行由生到死的过程，其中如把巳火称为炉冶之火，金属品必须经过烈火的锻炼，才能成器，所以说金生于巳。申的位置是西方，西方多高原，也是水流的发源之地，所以说水生于申。

译文

问：医经上说，肝主颜色，心主臭，脾主五味，肺主声音，肾主水液。那么鼻为肺之窍，是肺的外候，但它反而能够辨别香臭；而耳为肾之窍，是肾的外候，但它反而能听察声音。这些问题，其中的意义是怎样解释的呢？

答：肺在五行中属于西方的金，按五行长生的规律，金是生于巳的，巳配南方火，火是比象于心脏的，根据心主臭的原则，所以使属肺的鼻窍有了辨别香臭的功能；肾在五行中属于北方的水，水是生于申的，属于西方金，金是比象于肺脏的，根据肺主声的原则，所以使属肾的耳窍有了听察声音的功能。

第四十一难
肝有两叶

原文

曰：肝独有两叶，以何应也？

然：肝者，东方木也，木者，春也。万物始生，其尚幼小，意无所亲①，去太阴②尚近，离太阳③不远，犹有两心④，故有两叶，亦应木叶也。

注释

①意无所亲：不与某方特别亲近。

②太阴：这里指冬季。因冬季夜长昼短，气候寒冷，为阴之极，故称太阴。

③太阳：这里指夏季。夏季昼长夜短，气候炎热，为阳之盛，故称太阳。

④两心：春季温和的气候，既不偏于寒冷，又不偏于炎热，可从于阴，也可从于阳，在阴阳和寒热的两者之间，不冷不热，所以称它为两心。

肝有两叶原理

中医的"左肝右肺"说，并非解剖学上的概念，而是把五脏赋予五行之方位，以便根据生克关系来辨证论治。

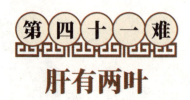

心 南方丙丁火	
肝 东方甲乙木	肺 西方庚辛金
肾 北方壬癸水	

肝有两叶原理

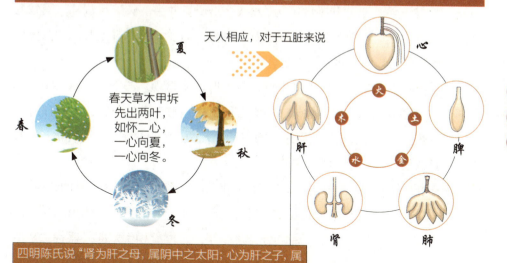

四明陈氏说"肾为肝之母,属阴中之太阳;心为肝之子,属阳中之太阳。肝之位,切近乎肾,亦不远乎心也"。

译文

问:肝脏独生有两叶,这是和什么事物相应的呢?

答:肝,属东方木。木,属四时之春。万物开始生长的时候,它还尚且幼小,不知道和别的事物相亲近,离开极阴的冬季尚近,距离阳盛的夏季不远,介于冬夏之间,或从于阴,或从于阳,所以肝有两叶,也相应于草木幼苗,在春季里由一粒种子分裂出两个叶片的样子。

第四十二难

脏腑的形态功能

原文

曰:人肠胃长短,受水谷多少,各几何?

然:胃大①一尺五寸,径②五寸,长二尺六寸,横屈③受水谷三斗五升,其中常留谷二斗,水一斗五升。小肠大二寸半,径八分分之少半④,长三丈二尺，受谷二斗四升，水六升三合合之大半④。回肠⑤大四寸，径一寸半，长二丈一尺，受谷一斗，水七升半。广肠⑥大八寸，径二寸半，长二尺八寸，受谷九升三合八分合之一。故肠胃凡长五丈八尺四寸，合受水谷八斗七升六合八分合之一。此肠胃长短，受水谷之数也。

肝重四斤四两，左三叶，右四叶，凡七叶，主藏魂。心重十二两，中有七孔三毛⑦，盛精汁三合，主藏神。脾重二斤三两，扁广三寸，长五寸，有散膏⑧半斤，主裹血⑨，温五脏，主藏意。肺重三斤三两，六叶两耳⑩，凡八叶，主藏魄。肾有两枚，重一斤一两，主藏志。

胆在肝之短叶间，重三两三铢⑪，盛精汁三合，胃重二斤二两，纡曲屈伸⑫，长二尺六寸，大一尺五寸，径五寸，盛谷二斗，水一斗五升。小肠重二斤十四两，长三丈二尺，广二寸半，径八分分之少半，左回叠积十六曲，盛谷二斗四升，水六升三合合之大半。大肠重二斤十二两，长二丈一尺，广四寸，径一寸，当脐右回十六曲，盛谷一斗，水七升半。膀胱重九两二铢，纵广九寸，盛溺⑬九升九合。

口广二寸半，唇至齿长九分，齿以后至会厌，深三寸半，大容五合。舌重十两，长七寸，广二寸半。咽门重十二两，广二寸半，至胃长一尺六寸。喉咙重十二两，广二寸，长一尺二寸，九节。肛门重十二两，大八寸，径二寸大半，长二尺八寸，受谷九升三合八分合之一。

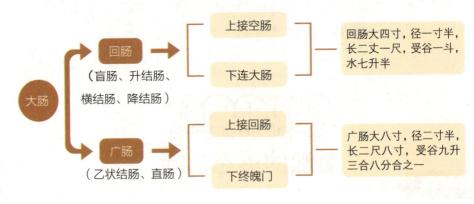

王清任（1768—1831），清代医学家，字勋臣，河北玉田人。他认为"业医诊病，当先明脏腑"。为此，他冲破封建礼教的束缚与非难，亲至坟冢间观察小儿残尸，并至刑场检视尸体脏器结构。其所著《医林改错》，纠正古代医书记载脏器结构及功能之错误。其医论和诊治重视气血、擅长活血化瘀。

王清任《医林改错》之"亲见改正脏腑图"

论脏腑

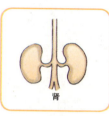
肾

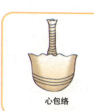
心包络

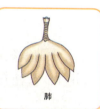
肺

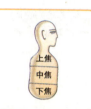
上焦 中焦 下焦

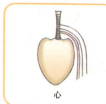
心

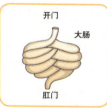
开门 大肠 肛门

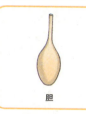
胆

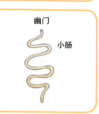
幽门 小肠

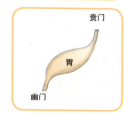
贲门 胃 幽门

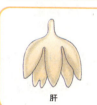
肝

膀胱 溺孔

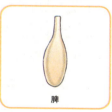
脾

注释

①大：指周围而言，也就是周长的尺寸。

②径：直径。

③横屈：形容胃充满时盘曲的形态。

④少半、大半：少半，是指一分中的三分之一；大半，是指一分中的三分之二。

⑤回肠：小肠的下段，上接空肠，下连大肠。

⑥广肠：包括今之所称的乙状结肠和直肠在内，位置在脊柱附近。

⑦七孔三毛：心思，心机。

⑧散膏：脾脏附近的一种组织。

⑨裹血：统血，使血不致溢出脉外。

⑩六叶两耳：叶和耳，在这里都是形象的形容词，垂下为叶，旁出为耳。

⑪铢：古代计算重量的名词，二十四铢为一两。

⑫纡曲屈伸：把胃的弯曲处伸直以测量其长度。

⑬溺：尿。

译文

问：人体肠胃的长短，受纳水谷的多少，各是怎样的呢？

答：胃的周长一尺五寸，直径五寸，长度是二尺六寸。充满时横屈可受纳水谷三斗五升，其中经常留存着食物二斗，水液一斗五升。小肠的周长二寸半，直径八分又一分的三分之一，长三丈二尺，能受纳食物二斗四升，水液六升三合又一合的三分之二。回肠的周长四寸，直径一寸半，长二丈一尺，能受纳食物一斗，水液七升半。广肠的周长八寸，直径二寸半，长二尺八寸，能受纳食物的糟粕九升三合又一合的八分之一。所以肠胃的长度，一般是五丈八尺四寸，总共可受纳饮食物八斗七升六合又一合的八分之一，这就是肠胃的长短和所受饮食物容量的总数。

肝的重量四斤四两，左面有三叶，右面有四叶，合计有七叶，在精神意识活动方面主要是藏魂的。心的重量十二两，其中有七孔三毛，贮藏营血三合，在精神意识活动方面主要是藏神的。脾的重量二斤三两，扁阔三寸，长五寸，附有散膏半斤，主裹聚血液，温养五脏，在精神意识活动方面主要是藏意的。肺的重量三斤三两，有六叶两耳，合计八叶，在精神意识活动方面主要是藏魄的。肾有两枚，重一斤一两，在精神意识活动方面主要是藏志的。

胆在肝的短叶之间，重量三两三铢，贮藏胆汁三合。胃重量二斤二两，其屈曲处的长度是二尺六寸，周长一尺五寸，直径五寸，受纳食物二斗，水液一斗五升。小肠重量二斤十四两，长三丈二尺，阔二寸半，直径八分又一分的三分之一，向左旋转重叠相积有十六个弯曲，受纳食物二斗四升，水液六升合又一合的三分之二。大肠重量二斤十二两，长二丈一尺，阔四寸，直径一寸，在脐下向右回旋环绕十六曲，受纳食物一斗，水液七升半。膀胱重量九两二铢，纵阔九寸，容纳小便九升九合。

口阔二寸半，自口唇到齿的长度是九分，牙齿后方到会厌的深度是三寸半，大小可容纳五合。舌重十两，长七寸，阔二寸半。咽门重十两，阔二寸半，从它到胃的长度是一尺六寸。喉咙重十二两，阔二寸，长一尺二寸，计有九节。肛门重十二两，周长八寸，直径二寸又一寸的三分之二，长二尺八寸，受纳食物的滓渣九升三合又一合的八分之一。

第四十三难
不进饮食七日而死的原因

原文

曰：人不食饮，七日而死者，何也？

然：人胃中当留谷二斗，水一斗五升、故平人日再至圊①，一行二升半，一日中五升，七日五七三斗五升，而水谷尽矣。故平人不食饮七日而死者，水谷津液俱尽，即死矣。

注释

①圊（qīng）：厕所。

译文

问：人不进饮食，到了七天就会死亡，是什么道理？

答：人的胃中应当留存食物二斗，水液一斗五升。一般健康的人每日大便两次，每一次排便量是二升半，一天中就要排出五升，七天合计五七三斗五升，使胃中所有存留的饮食物逐渐排泄净尽。所以健康人七天不进饮食而趋于死亡，是由于水谷津液全部竭尽，而致营养断绝，导致死亡。

一般人七天不进食就会死亡

肠胃的容量是有限的，但人的排泄却是每天都在进行。所以，人如果不吃不喝，坚持不了多久就会死亡。一般情况下，人只能坚持七天。

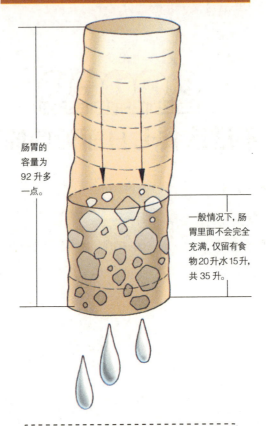

肠胃的容量为92升多一点。

一般情况下，肠胃里面不会完全充满，仅留有食物20升水15升，共35升。

正常人每天大便2次,每次排出2.5升,一天就排出5升,七天就排出35升,这样肠胃留存的水谷就全部排尽了。所以,正常人若七天不进饮食就会死亡。

第四十四难

七冲门的名称和部位

原文

曰：七冲门①何在？

然：唇为飞门②，齿为户门③，会厌为吸门④，胃为贲门⑤，太仓下口为幽门⑥，大肠小肠会为阑门⑦，下极为魄门⑧，故曰七冲门也。

注释

①冲门：冲要之门，即要道的意思。

②飞门：飞，通"扉"，扉就是门扇，主要是因口唇的张合、饮食等皆由此而入，如同门扇一样，所以把口唇叫作飞门。

③户门：因为食物入口，在口内最先要通过牙齿，好像门户一样，所以把牙齿叫作户门。

④吸门：因会厌是掩盖气管的器官，也是呼吸纳气的枢纽，故称为吸门。

⑤贲门：胃上口，因胃气由此而出，上传至肺，如水气的上蒸，故以为名。

⑥太仓下口为幽门：太仓是胃的别名。太仓下口即胃下口，因它和小肠相衔接，如曲径通幽一样，所以称它为幽门。

⑦阑门：阑，与"栏"通，即门户之间的门栏。用门栏来比拟大小肠的交会之处，所以叫阑门。

⑧魄门：魄，与"粕"通，即糟粕的意思。因肛门是传出糟粕之处，所以称它为魄门。

译文

问：人身有七个冲门，是在什么地方？

答：口唇是飞门，牙齿是户门，会厌是吸门，胃是贲门，胃的下口是幽门，大肠小肠的交会处是阑门，躯干下端排出糟粕的地方是魄门。这七个都是消化系统中的要道，所以叫作七冲门。

七冲门

清朝陈修园在七冲门的基础上加上溺窍之气，成为八门。陈氏并将这第八个要之门，称为命门，即男女生殖器的开泄之门。

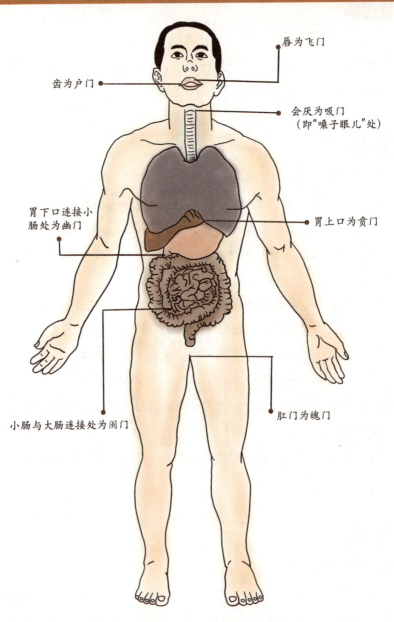

- 唇为飞门
- 齿为户门
- 会厌为吸门（即"嗓子眼儿"处）
- 胃下口连接小肠处为幽门
- 胃上口为贲门
- 小肠与大肠连接处为阑门
- 肛门为魄门

第四十五难

八会的部位和主治

原文

曰：经言八会者，何也？

然：腑会太仓①，脏会季胁②，筋会阳陵泉③，髓会绝骨④，血会膈俞⑤，骨会大杼⑥，脉会太渊⑦，气会三焦外一筋直两乳内⑧也。热病在内者，取其会之气穴也。

注释

①太仓：胃的别名，这里是指脐上四寸的中脘穴。甲乙经："中脘一名太仓。"

②季胁：侧胸部最下最短的肋骨处，亦为软肋部的统称，这里是指肝经的章门穴。

③阳陵泉：穴位名，位于小腿外侧，腓骨头前下方凹陷中。

④绝骨：穴位名，又名悬钟穴，位于小腿外侧，当外踝尖上3寸，腓骨前缘。

⑤膈俞：穴位名，位于背部，当第7胸椎棘突下，后正中线旁开1.5寸。

⑥大杼：穴位名，位于背部，当第1胸椎棘突下，旁开1.5寸。

⑦太渊：穴位名，位于腕掌横纹桡侧端，桡动脉的桡侧凹陷中。

⑧直两乳内：膻中穴，位于胸部，横平第4肋间隙，前正中线上。

译文

问：医经上所说的八会，是指的什么呢？

答：六腑之气会聚在任脉的中脘穴，五脏之气会聚在肝经的章门穴，筋会聚在胆经的阳陵泉穴，髓会聚在胆经的绝骨穴（即悬钟穴），血会聚在膀胱经的膈俞穴，骨会聚在膀胱经的大杼穴，脉会聚在肺经的太渊穴，气会聚在三焦膜之外，也就是直对两乳之间的任脉膻中穴。一般由热邪所引起脏、腑、气、筋、脉、骨、髓的病变，都可以取其所会聚的穴位进行治疗。

八会穴

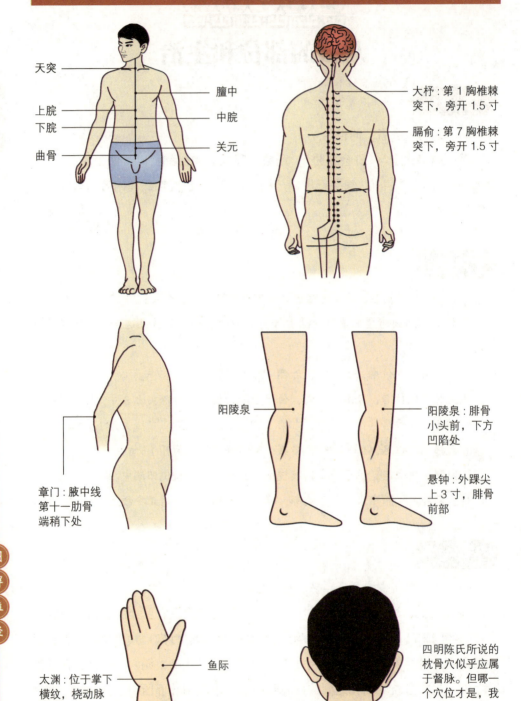

八会穴表		
八会	穴名	经属
脏会	季胁（即章门）	脾经
腑会	太仓（即中脘）	胃经
气会	膻中	心包经
血会	膈俞	膀胱经
筋会	阳陵泉	胆经
脉会	太渊	肺经
骨会	大杼	膀胱经
髓会	绝骨（一说为悬钟，一说为枕骨）	胆经（一说与胆经无关）

第四十六难

不寐和易寐不寤的原因

原文

曰：老人卧而不寐，少壮寐而不寤者，何也？

然：经言少壮者，血气盛，肌肉滑，气道通，荣卫之行不失于常，故昼日精①，夜不寤②也。老人血气衰，肌肉不滑，荣卫之道涩，故昼日不能精，夜不得寐②也。故知老人不得寐也。

注释

①精：精神饱满的意思。

②寤、寐：寤是醒觉，寐是入睡，熟睡而不易醒，叫作寐而不寤。

译文

问：老年人卧床不能熟睡，少壮人熟睡而不容易醒，这是为什么呢？

答：医经上说，少壮之人，血气充盛，肌肉润滑，气机道路通利，荣血卫气的运行不失于常度，所以白天精神饱满，夜间熟睡而不易醒。老年人的气血已经衰败，肌肉不滑利，营气和卫气运行的通路亦已涩滞，所以在白天的精神不够充足，夜里也就不能熟睡，所以知道老年人在晚上不容易入眠睡着。

营卫二气在体内不断循环，白天循行于阳经，夜晚循行于阴经，人才能正常作息。如果营卫二气失常，人的睡眠就会受到影响。

营卫气血的循行对睡眠质量的影响

卫气在白天循行于阳经25周次。

中午

重阳

营卫二气在体内不断循环，一昼夜循行50个周次，划分昼夜各半。

年轻人气血旺盛，气道通畅，营卫之气运行通畅，所以白天精力充沛，夜晚能呼呼大睡。

阴陇

中午

卫气在夜间循行于阴经25周次。

老人气血衰弱，气道不通畅，营气衰少，卫气内扰，所以白天的精力不充沛，夜晚也难以熟睡。

老年人的睡眠时间

60~70岁	71~90岁	90岁以上
需8小时睡眠时间	需9小时睡眠时间	需10~12小时睡眠时间

女性老年人应比男性老年人睡眠时间更长

第四十七难

面部独能耐寒的原因

原文

曰：人面独能耐寒者，何也？

然：人头者，诸阳①之会也。诸阴脉②皆至颈、胸中而还，独诸阳脉皆上至头耳，故令面耐寒也。

注释

①诸阳：手足三阳经脉。

②诸阴脉：手足三阴经脉。

译文

问：人的面部独能耐受寒气的刺激，这是为什么呢？

答：人的头部，是手足各阳经的聚会之处。由于手足三阴经脉的分布，大多只到颈部和胸中就回返而不再上行了，只有手足三阳经脉，都要上达到头面部，所以使得人体面部独能耐受寒冷了。

人面独耐寒的原因

人体阴经到胸部就回转,而阳经都上注于面部,再加上胃中食物化生的宗气也熏蒸于人的面部,使得人的面部比身体其他部位要耐寒得多。

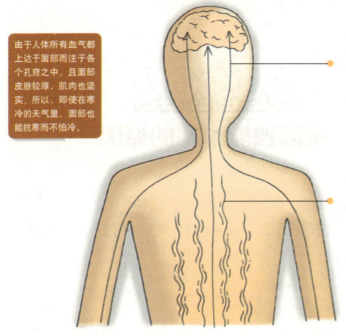

由于人体所有血气都上达于面部而注于各个孔窍之中,且面部皮肤较厚,肌肉也坚实,所以,即使在寒冷的天气里,面部也能抗寒而不怕冷。

体内的手三阳和足三阳经脉都注入髓海(头部),面部为三阳经脉必经之路。

体内的精阳之气、积聚于胸中的宗气以及胃中产生的谷气等都重蒸于面部。

论病

本篇主要论述疾病，列举伤寒、泄泻、癫狂、心痛、积聚等，作为辨证的范例，强调要以四诊八纲为基础辨证，以五行生克关系来阐明疾病的传变、预后。

图解难经

第四十八难

脉、病、诊的三虚三实

原文

曰：人有三虚三实，何谓也？

然：有脉之虚实，有病之虚实，有诊之虚实也。脉之虚实者，濡者为虚，牢者为实；病之虚实者，出者为虚，入者为实；言者为虚，不言者为实；缓者为虚，急者为实。诊之虚实者，痒者为虚，痛者为实；外痛内快，为外实内虚；内痛外快，为内实外虚，故曰虚实也。

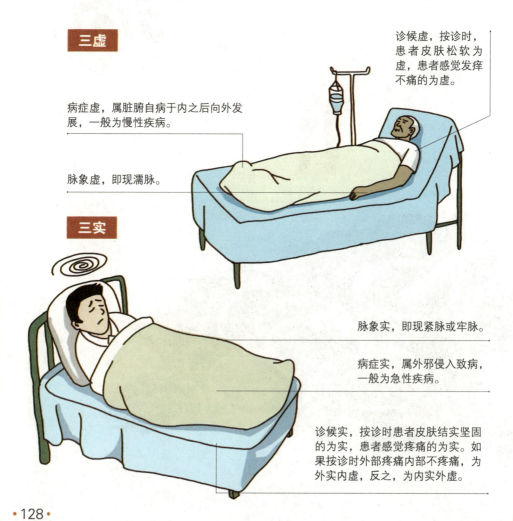

三虚

病症虚，属脏腑自病于内之后向外发展，一般为慢性疾病。

脉象虚，即现濡脉。

诊候虚，按诊时，患者皮肤松软为虚，患者感觉发痒不痛的为虚。

三实

脉象实，即现紧脉或牢脉。

病症实，属外邪侵入致病，一般为急性疾病。

诊候实，按诊时患者皮肤结实坚固的为实，患者感觉疼痛的为实。如果按诊时外部疼痛内部不疼痛，为外实内虚，反之，为内实外虚。

译文

问：人体患病有三虚三实，是指哪些情况而说的？

答：有脉象方面的虚实，有病证方面的虚实，有诊候方面的虚实。所谓脉象的虚实，一般是细软无力的属虚，坚紧有力的属实。所谓病证的虚实，一般由内病传变外出的属虚，由外病传变内入的属实；能言语如常的属虚，而不能言语的属实；进展徐缓的慢性病属虚，骤然发作的急性病属实。所谓诊候的虚实，有痒的感觉属虚，有痛的感觉属实；如果以手按之，身体外部疼痛而内无疼痛的，属外实内虚；以手按之，身体内部疼痛而外无疼痛的，属内实外虚。所以说疾病是有虚有实的。

第四十九难
正经自病与五邪所伤

原文

曰：有正经自病①，有五邪②所伤，何以别之？

然：经言忧愁思虑则伤心；形寒饮冷则伤肺；恚③怒气逆，上而不下则伤肝；饮食劳倦则伤脾；久坐湿地，强力入水则伤肾。是正经之自病也。

何谓五邪？

然：有中风，有伤暑，有饮食劳倦，有伤寒，有中湿。此之谓五邪。

注释

①正经自病：正经，指和十二经直接相通的内脏。自病，指本脏的原发病，为病邪直接侵袭，或脏器本身机能受伤，并非受他脏病邪的影响或传变而来。

②五邪：指风、寒、暑、湿、饮食劳倦五种致病因素。

③恚（huì）：恨、怒的意思。

译文

问：疾病有属于正经自病的，也有为五邪所伤的，怎样来区别呢？

答：医经上说，忧愁思虑过度，会使心受伤；形体受寒，饮食寒冷，会使肺受伤；怨恨愤怒太过则气机上逆，气机上逆而不下降，会使肝受伤；饮食不节，劳倦过度，会使脾受伤；久坐潮湿的地方，强行用力而又入于水中，会使肾受伤，这就是正经自病的概况。

问：什么叫作五邪所伤害呢？

答：有为风邪所伤的，有为暑邪所伤的，有为饮食和劳倦所伤的，有为寒邪所伤的，有为湿邪所伤的。这就叫作五邪所伤。

五邪	五脏	五行	季节	说明
中风	肝	木	春	肝藏血又主疏泄全身之气、血、津液；肝在志为怒，正常宣泄有助于肝气通达舒畅；风亦有助于肝的舒畅，但过度受风就会使筋膜失养，出现肢体麻木、运动不利、手足震颤和四肢抽搐等症，中医称之为风症
伤暑	心	火	夏	心主血脉主神明。暑热可加速人体血液循环，有助于血脉通畅并且体表排汗会将人体内的毒素排出。可是温度过高或长时间处于湿热中，反而会使血脉紊乱，心跳骤停而休克。并且，汗为心之液，过度出汗也会损伤血脉
饮食劳倦	脾	土	长夏	脾在体合肉，主四肢。脾又主运化食物，所以饮食不当、劳倦过度伤脾
伤寒	肺	金	秋	肺主气，主呼吸而外合皮毛。金性本寒，故肺喜纳入清凉之气。但肺为娇脏，过冷则病。虽寒热燥湿之邪均易侵肺，但惟寒最先
中湿	肾	水	冬	肾主藏精主水液主纳气，肾为水火之脏，小湿小寒尚可，过湿过寒则病

五邪本意 自然界之五气太过或不及则为邪气,会出现灾变,相对于人体则出现病变。

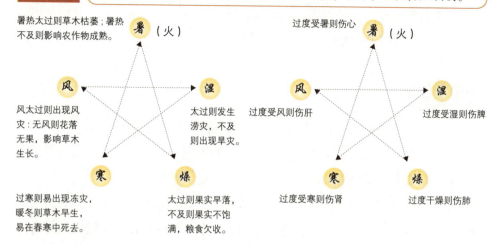

原文

假令心病,何以知中风得之?

然:其色当赤。何以言之?肝主色,自入为青,入心为赤,入脾为黄,入肺为白,入肾为黑。肝为心邪,故知当赤色。其病身热,胁下满痛,其脉浮大而弦。

译文

问:假如心脏发生疾病,根据什么知道它是伤于风邪而得病的呢?

答:伤于风邪患者的面色一定发红。为什么这样说呢?因为肝木主五色,可从颜色方面来察知五脏受病的情况。病邪侵入肝则现青色,侵入心则现赤色,侵入脾则现黄色,侵入肺则现白色,侵入肾则现黑色。由于和肝木相通的风邪侵入心,所以说在面部当出现赤色的特征。它的症状是身体发热,胁下胀满疼痛,它的脉象是浮大而弦。

原文

何以知伤暑得之?

然：当恶焦臭。何以言之？心主臭，自入为焦臭，入脾为香臭，入肝为臊臭，入肾为腐臭，入肺为腥臭。故知心病伤暑得之，当恶焦臭。其病身热而烦，心痛，其脉浮大而散。

译文

问：心经的病变，又根据什么可知为暑邪所伤而得病的呢？

答：患者一定厌恶焦臭气味。为什么这样说呢？因为心火主五臭，可从臭气方面来察知五脏受病的情况。病邪侵入心，则厌恶焦臭；侵入脾，则厌恶香臭；侵入肝，则厌恶臊臭；侵入肾，则厌恶腐臭；侵入肺，则厌恶腥臭。所以知道心经的病变，若由于暑所伤而得，当有厌恶焦臭的特征。它的症状是身体发热而烦躁，心中疼痛，它的脉象是浮大而散。

原文

何以知饮食劳倦得之？

然：当喜苦味也。何以言之？脾主味，入肝为酸，入心为苦，入肺为辛，入肾为咸，自入为甘。故知脾邪入心，为喜苦味也。其病身热而体重嗜卧，四肢不收，其脉浮大而缓。

译文

问：心经的病变，又根据什么可知为饮食及劳倦所伤而得病的呢？

答：由饮食不节，劳倦过度而生病患者，一定喜食苦味东西。为什么这样说呢？因为脾主五味，可从味的爱好方面来察知五脏受病的情况。病邪侵入肝，喜好服食酸味；侵入心，喜好服食苦味；侵入肺，喜好服食辛味；侵入肾，喜好服食咸味；侵入脾，喜好服食甘味。所以由饮食劳倦所伤的脾邪侵入心，就会有喜食苦味的特征。它的症状是身体发热而躯体困重，老爱睡觉，四肢难以伸屈，它的脉象是浮大而缓。

五邪所伤的心病

心脏受伤于风

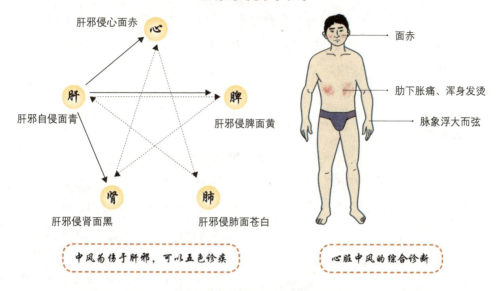

心脏受伤于暑热

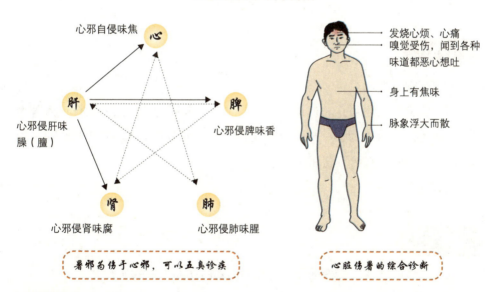

> **名词解释**
>
> 我国古医学将人的情志活动按照五行归属分类法分为喜、怒、悲、思、恐五志，分别对应于心、肝、肺、脾、肾五脏。揭示出心理活动与生理活动之间的内在联系，体现了形神统一的思想。五志之中只有喜字有口无心，说明有口无心的心态有益于心脏健康，而欢喜过度失去心神则会使心脏受损。其他四志都有"心"字底，说明此四志都与心脏有关。情志太过了，不但伤及其所对应的脏器，还会伤及心脏，因为心为脏腑之大主。五志再加上"忧"与"惊"，便称为七情。"忧"与"惊"偏旁也是"心"字，只是不在底下，在左边。"忧"与情相对应虽然没什么分歧，但"惊"的归属却存在心、肝、胆、肾四说。虽然各说皆有道理，但还是将"惊"与肾相配较妥。

原文

何以知伤寒得之？

然：当谵言妄语。何以言之？肺主声，入肝为呼，入心为言，入脾为歌，入肾为呻，自入为哭。故知肺邪入心，为谵言妄语也。其病身热，洒洒恶寒，甚则喘咳，其脉浮大而涩。

译文

问：心经的病变，又根据什么可知为寒邪所伤而得病的呢？

答：伤于寒邪的患者一定胡言乱语。为什么这样说呢？因为肺金主五声，可从声音方面来察知五脏受病的情况。病邪侵入肝，会发出呼叫声；侵入心，会有胡言乱语；侵入脾，会发出歌唱的声音；侵入肾，会发出呻吟声；侵入肺，会发出哭泣声。所以知道由伤于寒而引起的肺邪侵入心，就会有胡言乱语的特征。它的症状是身体发热，洒渐恶寒，甚至气喘咳嗽，它的脉象是浮大而涩。

原文

何以知中湿得之？

然：当喜汗出不可止。何以言之？肾主液，入肝为泣，入心为汗，入脾为涎，入肺为涕，自入为唾。故知肾邪入心，为汗出不可止也。其病身热而小腹痛，足胫寒而逆，其脉沉濡而大。

此五邪之法也。

译文

问：心经的病变，又根据什么可知为湿邪所伤而得病的呢？

答：患者一定经常出汗而不能自止。为什么这样说呢？因为肾主五液，可从水液方面来察知五脏受病的情况。病邪侵入肝，会化生泪液；侵入心，会化生汗液；侵入脾，会化生涎液；侵入肺，会化生涕液；侵入肾，会化生唾液。

所以知道由伤于湿引起的肾邪侵入心，会有汗出不可止的特征。它的病状是身体发热而小腹部疼痛，足胫部寒而逆冷，它的脉象是沉濡而大。上述这些就是诊察为五邪所伤病的大法。

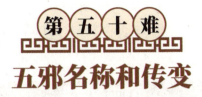

五邪名称和传变

原文

曰：病有虚邪，有实邪，有贼邪，有微邪，有正邪，何以别之？

然：从后来者为虚邪，从前来者为实邪，从所不胜来者为贼邪，从所胜来者为微邪，自病者为正邪。何以言之？假令心病，中风得之为虚邪，伤暑得之为正邪，饮食劳倦得之为实邪，伤寒得之为微邪，中湿得之为贼邪。

译文

问：人体病邪有虚邪，有实邪，有贼邪，有微邪，有正邪，用什么方法来区别它们呢？

答：每一脏所属的五行，各有相互克制和母子相生的关系。病邪从生我之脏传来的称为虚邪，从我生之脏传来的称为实邪，从克我之脏传来的称为贼邪，从我克之脏传来的称为微邪，由本脏之邪发病的称为正邪。为什么这样说呢？假使以心脏发生病变为例，当心脏被风邪所伤而得病的就是虚邪，被暑邪所伤而得病的就是正邪，被饮食劳倦所伤而得病的就是实邪，被寒邪所伤而得病的就是微邪，被湿邪所伤而得病的就是贼邪。

五邪区分表

五邪	虚邪（母）	实邪（子）	微邪（友）	贼邪（敌）	正邪（兄）
心（火）	肝（木）	脾（土）	肺（金）	肾（水）	心（火）
肝（木）	肾（水）	心（火）	脾（土）	肺（金）	肝（木）
脾（土）	心（火）	肺（金）	肾（水）	肝（木）	脾（土）
肺（金）	脾（土）	肾（水）	肝（木）	心（火）	肺（金）
肾（水）	肺（金）	肝（木）	心（火）	脾（土）	肾（水）

五邪区分圆图

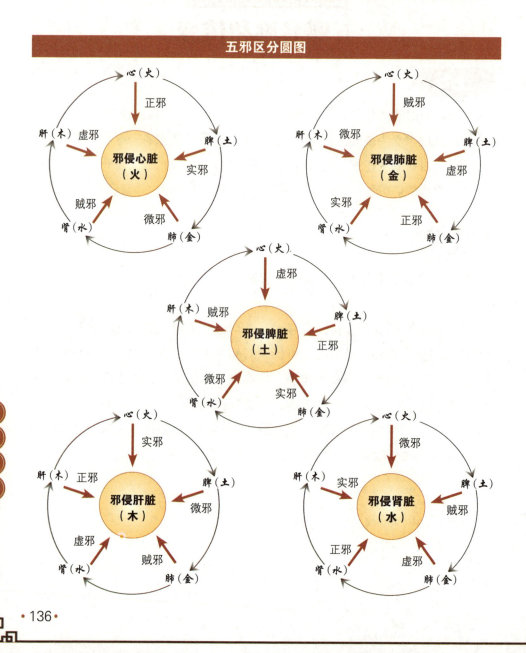

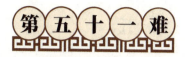

第五十一难

喜恶与脏腑疾病的关系

原文

曰：病有欲得温者，有欲得寒者，有欲得见人者，有不欲得见人者，而各不同，病在何脏腑也？

然：病欲得寒，而欲见人者，病在腑也；病欲得温，而不欲见人者，病在脏也。何以言之？腑者阳也，阳病欲得寒，又欲见人；脏者，阴也，阴病欲得温，又欲闭户独处，恶闻人声，故以别知脏腑之病也。

译文

问：病人有愿意得到温暖的，也有愿意得到寒凉的；有的愿意见人，也有的不愿见人。这些各有不相同的情况，疾病究竟是在脏还是在腑呢？

答：病人有愿意得到寒凉，而又愿意见人的，是病变在腑；病人有愿意得到温暖，而又不愿意见人的，是病变在脏。根据什么这样说呢？因为六腑属阳，阳病主热，所以愿意得到寒凉，而又愿意见人；五脏属阴，阴病主寒，所以愿意得到温暖，又愿关闭着门户，单独住在里面，厌恶听到别人的声音，所以用这些来区别知晓是脏还是腑的疾病。

第五十二难

脏病与腑病的根本不同

原文

曰：脏腑发病，根本①等不？

然：不等也。

其不等奈何？

然：脏病者，止而不移，其病不离其处；腑病者，仿佛②贲响③，上下行流，居处无常，故以此知脏腑根本不同也。

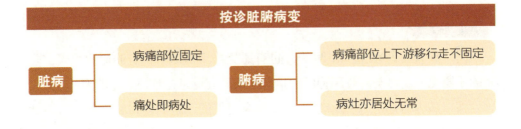

按诊脏腑病变

脏病：病痛部位固定；痛处即病处

腑病：病痛部位上下游移行走不固定；病灶亦居处无常

注释

①根本：树木之根，在此作发病原因讲。

②仿佛：似有若无、捉摸不定的意思。

③贲响：气行奔走而有响声。

译文

问：腑和脏发生疾病，它们的发病原因相同吗？

答：在本质上是不相同的。

问：不相同的区别又是怎样的呢？

答：脏发生疾病，大多是静止而不移动，患部是不会变动的；腑发生疾病，大多有种似有若无之气，奔动作响，忽上忽下地往来流动着，没有固定的所在。所以，根据这种情况知道脏和腑发病的原因是根本不相同的。

第五十三难

七传与间脏的传变和预后

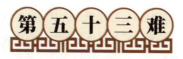

原文

曰：经言七传①者死，间脏②者生，何谓也？

然：七传者，传其所胜也。间脏者，传其子也。何以言之？假令心病传肺，肺传肝，肝传脾，脾传肾，肾传心，一脏不再伤，故言七传者死也。间脏者，传其所生也。假令心病传脾，脾传肺，肺传肾，肾传肝，肝传心，是母子相传，竟而复始，如环无端，故曰生也。

注释

①七传：根据十天干所属的五行，隔七相传的意思。因为甲、乙、丙、丁、戊、己、庚、辛、壬、癸的十个天干，从每一个天干所属的五行，挨次数到第七个天干的五行必是相克的。例如甲是天干的第一数，从甲数到庚，庚是第七数，则谓甲木为庚金所克，仿此推算，则乙木为辛金所克、丙火为壬水所克、丁火为癸水所克、戊土为甲木所克、己土为乙木所克等，这就叫作"七传"。

②间脏：指在五行相克的两脏之中，间隔一脏相传的意思。例如肝木克脾土，在木和土之间的是心火，心，就是间脏。有了这个间脏，也就把木土的相克关系，形成木生火，火生土的相生关系。所以间脏相传，实际上就是五行相生的传变。其余均可仿此类推。

译文

问：医经上说，五脏疾病，属于七传的死，属于间脏的生，是为什么呢？

答：所谓七传，就是传其所胜的脏。间脏，就是传其所生的子脏。为什么这样说呢？假如心脏疾病传给肺脏，肺脏疾病传给肝脏，肝脏疾病传给脾脏，脾脏疾病传给肾脏，肾脏疾病传给心脏，每一脏不能再次承受病邪的伤害，所以说七传的，预后多为不良。间脏，是传其所生的子脏。假如心脏疾病传给脾脏，脾脏疾病传给肺脏，肺脏疾病传给肾脏，肾脏疾病传给肝脏，肝脏疾病传给心脏，这是母脏与子脏之间的相传，最后再复回到开始相传的一脏，周而复始，连续着像圆环一样的没有止端，所以说这样的传变预后多属良好。

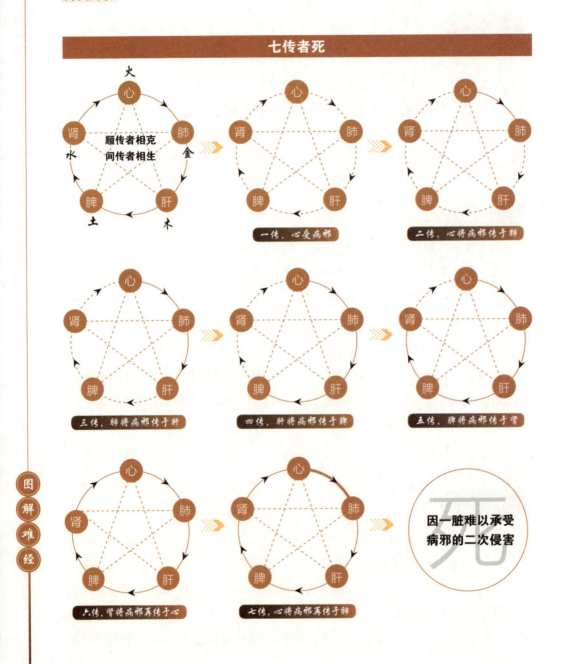

第五十四难

脏腑病治疗的难易

原文

曰：脏病难治，腑病易治，何谓也？

然：脏病所以难治者，传其所胜也；腑病易治者，传其子也。与七传、间传同法也。

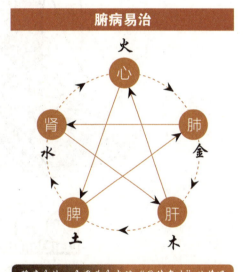

脏病难治，是因为易出现"七传者死"的情况

腑病易治，是因为易出现"间传者生"的情况

译文

问：五脏的疾病难以治疗，六腑疾病易治疗，这是什么道理呢？

答：五脏病所以难治的缘故，是因为要传变到所克的一脏；六腑病容易治的缘故，是因为按五行母子相生的关系，由母腑传变到子腑，这与上面所述的七传、间脏是同一个法则。

情志保养五脏法

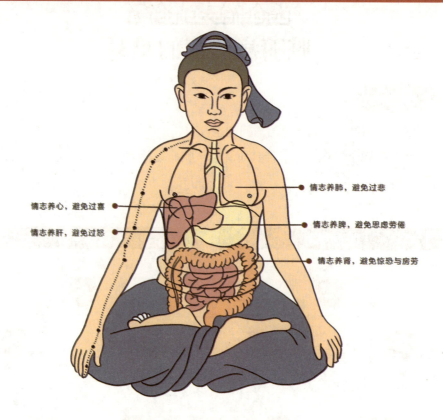

第五十五难

五脏积与聚病的症状和鉴别

原文

曰：病有积①、有聚②，何以别之？

然：积者，阴气也；聚者，阳气也。故阴沉而伏，阳浮而动。气之所积，名曰积；气之所聚，名曰聚。故积者，五脏所生；聚者，六腑所成也。积者，阴气也，其始发有常处，其痛不离其部，上下有所终始，左右有所穷处③；聚者，阳气也，其始发无根本，上下无所留止，其痛无常处，谓之聚。故以是别知积聚也。

注释

①积：蓄的意思，这里是病名，即气血积蓄，日积月累而成。

②聚：合的意思，这里是病名，即气行阻滞，一时聚合而成。

③穷处：边缘的意思。

译文

问：疾病有积、有聚，用什么方法来辨别呢？

答：积，属于阴气的病；聚，属于阳气的病。所以阴病的特征是沉而伏的；阳病的特征是浮而动的。由有形的阴气所积蓄而生的病，叫作积；由无形的阳气所聚合而成的病，叫作聚。所以积病是属阴的五脏所生，聚病是属阳的六腑所成。由于积是属于五脏阴气的病变，它在开始发生时，就有固定的处所，疼痛也不离患部的范围，它的形态在上下有起止，左右也有边缘。聚是属于六腑阳气的病变，它在开始发作时，就没有根，或上或下，并无一定留止处所，疼痛也没有固定的部位，这就叫作聚，所以根据这些来辨别知道是积病还是聚病。

第五十六难

五脏积病

原文

曰：五脏之积，各有名乎？以何月、何日得之？

然：肝之积，名曰肥气①，在左胁下，如覆杯，有头足。久不愈，令人发咳逆，痎疟②，连岁不已。以季夏③戊己日得之。何以言之？肺病传于肝，肝当传脾，脾季夏适王，王者不受邪，肝复欲还肺，肺不肯受，故留结为积。故知肥气以季夏戊己日得之。

心之积，名曰伏梁④，起脐上，大如臂，上至心下。久不愈，令人病烦心。以秋庚辛日得之。何以言之？肾病传心，心当传肺，肺以秋适王，王者不受邪，心复欲还肾，肾不肯受，故留结为积，故知伏梁以秋庚辛日得之。

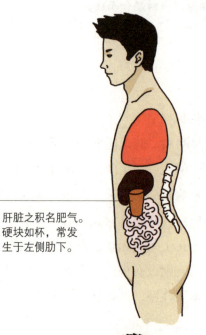

肝脏之积名肥气。硬块如杯，常发生于左侧肋下。

肝脏之积

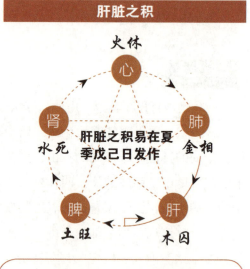

夏季脾旺肺相，肝受肺传来之病邪却无法下传于旺脾，故夏季土日易患肝积。

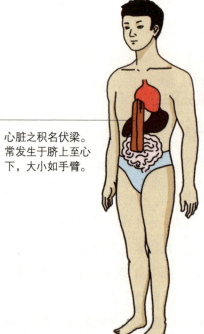

心脏之积名伏梁。常发生于脐上至心下，大小如手臂。

心脏之积

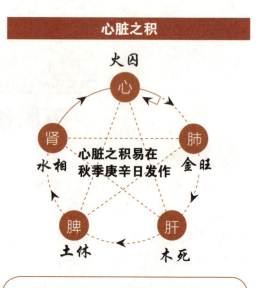

秋季肺旺肾相，心受肾传来之病邪，却无法下传于旺肺，故秋季金日易患心积。

脾之积，名曰痞气⑤，在胃脘，覆大如盘。久不愈，令人四肢不收，发黄疸，饮食不为肌肤。以冬壬癸日得之。何以言之？肝病传脾，脾当传肾，肾以冬适王，王者不受邪，脾复欲还肝，肝不肯受，故留结为积，故知痞气以冬壬癸日得之。

肺之积，名曰息贲⑥，在右胁下，覆大如杯。久不已，令人洒淅寒热，喘咳，发肺壅⑦。以春甲乙日得之。何以言之？心病传肺，肺当传肝，肝以春适王，王者不受邪，肺复欲还心，心不肯受，故留结为积，故知息贲以春甲乙日得之。

肾之积，名曰贲豚⑧，发于少腹，上至心下，若豚状，或上或下无时。久不已，令人喘逆，骨痿少气。以夏丙丁日得之。何以言之？脾病传肾，肾当传心，心以夏适王，王者不受邪，肾复欲还脾，脾不肯受，故留结为积，故知贲豚以夏丙丁日得之。

此五积之要法也。

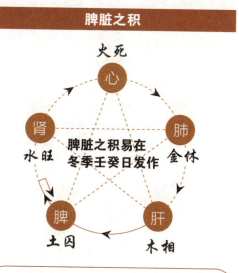

冬季肾旺肝相，脾受肝传来之病邪，却无法下传于旺肾，故冬季水日易患脾积。

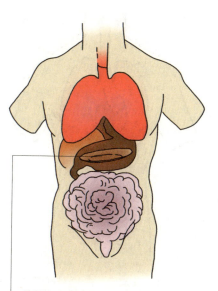

脾脏之积名痞气，大小如盘子，位于胃的内腔。

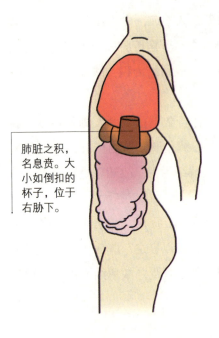

肺脏之积,名息贲。大小如倒扣的杯子,位于右胁下。

肺脏之积

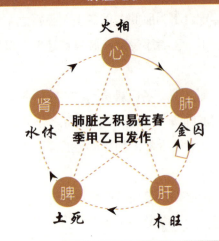

肺脏之积易在春季甲乙日发作

春季肝旺心相,肺受心传来之病邪,却无法下传于旺肝,故春季木日易患肺积。

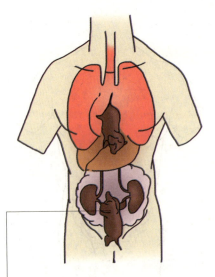

肾脏之积,名奔豚。在小腹与心下之间游走不定。

肾脏之积

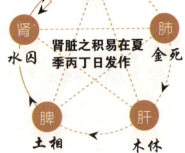

肾脏之积易在夏季丙丁日发作

夏季心旺脾相,肾受脾传来之病邪,却无法下传于旺心,故夏季火日易患肾积。

注释

①肥气：五积之一，因所积的气，有肿块突出，像肉的肥盛之状，故以此名。
②痎（jiē）疟：二日一发疟。
③季夏：农历六月份。
④伏梁：五积之一，因气血凝滞成形，大如手臂，像屋梁一样伏在心胸之下，故以为名。
⑤痞气：五积之一，因气血凝滞、痞塞不通而形成，故以为名。
⑥息贲：五积之一，因肺气郁结于胁下，有喘息上贲、呼吸迫促的症状，故以为名。
⑦肺壅：肺痈。
⑧贲豚：贲，亦作奔。古病名，出自《灵枢·邪气脏腑病形》。《难经》将此列为肾之积，称为奔豚，属五积六聚之一。表现为气从少腹上冲于心，或冲咽喉，像小猪一样向上奔突，并有喘逆、少气等症。

五脏之五积					
春	木旺	火相	水休	金囚	土死
夏	火旺	土相	木休	水囚	金死
秋	金旺	水相	土休	火囚	木死
冬	水旺	木相	金休	土囚	火死
四季（每季最后一个月）	土旺	金相	火休	木囚	水死

译文

问：五脏的积病，都各有名称吗？各在哪月哪日得病呢？

答：肝脏的积病名叫肥气，在左胁之下，有肿块突出，形状好像覆盖的杯子一样，上下如有头和足的明显界限。经久不能痊愈，会使人发生咳嗽气逆，类似疟疾的寒热，连绵经年不能够治愈，这种积病是在季夏戊己日所得的。为什么要这样说呢？因为肺脏的病邪，由肺传变到属木的肝脏，肝脏本当承接着传变到属土的脾脏，脾脏在夏季正是当旺的时候，当旺之时不易受邪，肝的病邪既不能传给脾，仍欲传回肺脏，肺脏不肯受邪，而留止郁结成为积病，所以知道肥气是在夏季戊己日的时候得病的。

心脏的积病名叫伏梁，起于脐部上方，形状大如手臂，上达心胸以下的部位。经久不能痊愈，使人心烦意躁。是在秋天庚辛日所得的。为什么要这样说呢？因为肾脏的病邪，由肾传变到属火的心脏，心脏本当承接着传变到属金的肺脏，但肺金在秋天正是当旺的时候，当旺之时不易受邪，心的病邪既不能转传给肺，仍欲传回肾脏，肾脏不肯受邪，而留止郁结成为积病，所以知道伏梁是在秋季庚辛日的时候得病的。

脾脏的积病名叫痞气，在胃脘部位，有肿块突出，形状好像覆盖的盘子一样。经久不能痊愈，使人四肢难以伸屈，发生黄疸，饮食精微不能营养肌肉皮肤。是在冬天壬癸日所得的。为什么要这样说呢？因为肝脏的病邪，由肝传变到属土的脾脏，脾脏本当承接着传变到属水的肾脏，但肾脏在冬天正是当旺的时候，当旺之时不易受邪，脾的病邪既不能传给肾，仍欲传回肝脏，肝脏不肯受邪，而留止郁结成为积病，所以知道痞气是在冬天属水的壬癸日得病的。

肺脏的积病名叫息贲，在右胁以下，有硬块突起，形状好像覆盖的杯子一样。经久不能痊愈，使人洒淅怕冷和发热，气喘咳嗽，发生肺痈。是在春天甲乙日所得的。为什么要这样说呢？因为心脏的病邪，由心传变到属金的肺脏，肺脏本当承接着传变到属木的肝脏，但肝木在春天正是当旺的时候，当旺之时不易受邪，肺的病邪既不能传给肝，仍欲传回心脏，心脏不肯受邪，而留止郁结成为积病，所以知道息贲是在春天属木的甲乙日得病的。

肾脏的积病名叫奔豚，肿块发生在少腹部，上达心胸部的下方，像猪在受惊后奔突的形状，上下没有定时。日久不愈，会使人发生气喘上逆，骨痿弱不能行，倦怠无力。是在夏天丙丁日所得的。为什么要这样说呢？因脾脏的病邪传变到属水的肾脏，肾脏本当承接着传给属火的心脏，但心火在夏天正是当旺的时候，当旺之时不易受邪，肾的病邪既不能转传给心，仍欲传回脾脏，脾脏不肯受邪，而留止郁结成为积病，所以知道奔豚是在夏天属火的丙丁日得病的。

以上这些，就是辨别五脏积病的主要法则。

第五十七难

五泄的名称和症状

原文

曰：泄凡有几？皆有名不？

然：泄凡有五，其名不同。有胃泄，有脾泄，有大肠泄，有小肠泄，有大瘕泄①，名曰后重。

胃泄者，饮食不化，色黄。脾泄者，腹胀满，泄注②，食即呕吐逆。大肠泄者，食已窘迫，大便色白，肠鸣切痛。小肠泄者，溲而便脓血，少腹痛。大瘕泄者，里急后重，数至圊而不能便，茎中痛。

此五泄之要法也。

五泄的症状

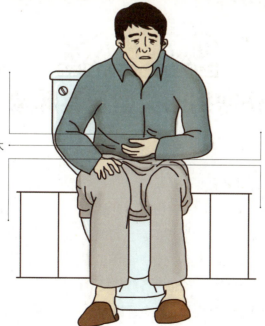

脾泄：腹胀泄急，食即呕吐。

胃泄：饮食不化，大便色黄。

大肠泄：食后即泄，肠鸣腹痛、大便色白。

小肠泄：小便频急而失控，大便带脓血，小腹痛。

大瘕泄：即痢疾。腹中欲泄，肛门如坠重物，如厕却便不出多少，阴茎中疼痛。

注释

①大瘕泄：痢疾的古称。

②泄注：泄泻如水注的意思。

译文

问：泄泻一病大凡有几种？都有名称吗？

答：泄泻病一般有五种，它们的名称各不相同，有胃泄，有脾泄，有大肠泄，有小肠泄，还有大瘕泄，又名后重。

胃泄的症状，是饮食不能消化，大便颜色发黄。脾泄的症状，是腹部胀满，泄下如水注，进食则气逆呕吐。大肠泄的症状，是在进食以后腹部感到急迫，大便颜色发白，肠中鸣响并疼痛如刀割。小肠泄的症状，是小便和大便都带有脓血，少腹部疼痛。大瘕泄的症状，是腹中急迫，肛门重坠，多次临厕却不易排便，阴茎中疼痛。

这就是辨别五泄症的法则。

第五十八难
伤寒病的类型及其脉象

原文

曰：伤寒有几？其脉有变不？

然：伤寒有五，有中风①，有伤寒，有湿温，有热病，有温病，其所苦各不同。中风之脉，阳浮而滑，阴濡而弱；湿温之脉，阳濡而弱，阴小而急；伤寒之脉，阴阳俱盛而紧涩；热病之脉，阴阳俱浮，浮之而滑，沉之散涩；温病之脉，行在诸经，不知何经之动也，各随其经所在而取之。

伤寒有汗出而愈，下之而死者；有汗出而死，下之而愈者，何也？

然：阳虚阴盛，汗出而愈，下之即死；阳盛阴虚，汗出而死，下之而愈。

寒热之病，候之如何也？

然：皮寒热者，皮不可近席，毛发焦，鼻槁，不得汗；肌寒热者，肌痛，唇舌槁，无汗；骨寒热者，病无所安，汗注不休，齿本槁痛。

五邪与五种伤寒

五邪图：心（伤暑）、脾（饮食）、肺（伤寒）、肾（中湿）、肝（中风）
《难经》之五邪与五脏一一对应，仍然没超出五行的范畴

五寒图：心（热病）、脾（温病）、肺（伤寒）、肾（湿温）、肝（中风）
按照五行分类法，五种伤寒亦与五行有着一一对应关系

注释

①中风：直接为风邪所伤，这里和突然晕倒的中风不同。

译文

问：伤寒病有几种？它们的脉象有没有变化？

答：伤寒病有五种。有中风，有伤寒，有湿温，有热病，有温病，它们的症状各不相同。中风的脉象，属阳的寸部浮而滑，属阴的尺部濡而弱；湿温的脉象，属阳的寸部濡而弱，属阴的尺部小而急；伤寒的脉象，属阴属阳之尺寸部都有力而紧涩；热病的脉象，属阴属阳之尺寸部都浮，浮取而兼滑象，沉取而见散涩；温病的脉象，移动在各条经上，不容易辨别是哪条经的脉动，所以必需审察病情，各随着病变所在的经脉，按取其脉象。

问：治疗伤寒，有经过发汗的方法使汗出而疾病痊愈，有用攻下的方法却死亡；有经过发汗的方法却死亡，有用攻下的方法而使疾病痊愈，这是为什么呢？

答：患者阳虚阴盛，用发汗的方法治疗，汗出而疾病痊愈，如果攻下即会死亡；患者阳盛阴虚，用发汗的方法治疗，汗出则患者死亡，如果用攻下的方法治疗却使疾病痊愈。

问：身体寒热的疾病，如何来诊候它呢？

答：寒热在皮表的，皮肤灼热，不能贴近席子，毛发憔悴，鼻子枯槁干燥，不能汗出；寒热在肌肉的，肌肉疼痛，唇舌枯燥焦槁，没有汗出；寒热在骨的，没有安静的时候，汗泄如注不能休止，牙齿根本枯槁疼痛。

第五十九难

狂病和癫病

原文

曰：狂癫之病，何以别之？

然：狂疾之始发，少卧而不饥，自高贤也，自辨①智也，自贵倨②也，妄笑好歌乐，妄行不休是也。癫疾始发，意不乐，僵仆直视。其脉三部阴阳俱盛是也。

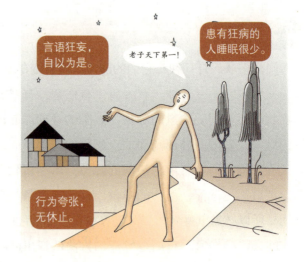

注释

①辨：与"辩"通，能言善辩的意思。

②倨（jù）：傲慢无理的意思。

译文

问：狂病和癫病，如何区别呢？

答：狂病刚开始发作的时候，患者常不想睡眠，不觉饥饿，自以为了不起的贤达，自以为能言善辩，聪颖明智，自以为高贵傲慢，并时常痴妄地发笑，喜欢唱歌和音乐，行为妄乱而日夜不休止。癫病刚开始发作的时候，患者常意志消沉，闷闷不乐，两眼直视，会突然卧倒不动。他们的脉象，在左右寸关尺属阴属阳的部位上，都显出偏盛的现象。

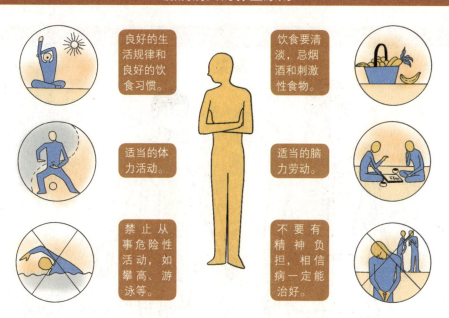

癫痫病人的养生原则

良好的生活规律和良好的饮食习惯。

饮食要清淡，忌烟酒和刺激性食物。

适当的体力活动。

适当的脑力劳动。

禁止从事危险性活动，如攀高、游泳等。

不要有精神负担，相信病一定能治好。

第六十难

厥痛与真痛

原文

曰：头心之病，有厥痛①，有真痛，何谓也？

然：手三阳之脉，受风寒，伏留而不去者，则名厥头痛；入连在脑者，名真头痛②。其五脏气相干，名厥心痛；其痛甚，但在心，手足青③者，即名真心痛。其真心痛者，旦发夕死，夕发旦死。

厥痛与真痛

厥痛

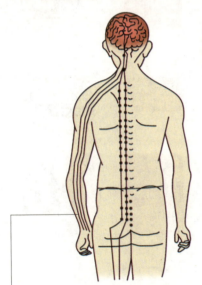

手三阳上循至头，所以手三阳经受风寒会引起头痛，此为厥头痛，可治愈。

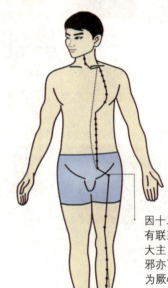

因十二经皆与心脏有联系，心为脏腑之大主，所以他脏之病邪亦可引起心痛。此为厥心痛，可治愈。

注释

①厥痛：厥，是气上逆或逆乱的现象。邪逆于经，上干头脑而痛的，叫厥头痛；邪气逆乱在心的，叫厥心痛。

②真心痛：病名，指心痛极其危重者。《灵枢·厥病》记载："真心痛，手足清至节，心痛甚，旦发夕死，夕发旦死。"

③青：寒，冷。

译文

问：头部和心脏的疾病，有叫厥痛的，有叫真痛的，这是为什么呢？

答：手少阳、阳明、太阳三条经脉，感受了风寒的刺激，潜伏留止于经脉而作痛且不去的，叫厥头痛；若病邪深入，流连在脑而满脑作痛的，叫作真头痛。五脏之气相互干扰而致心痛的，叫作厥心痛；若绞痛得很厉害，痛处仅在心部，手脚都发冷的，叫作真心痛。这种真心痛的病，白天发作则晚上死亡，晚上发作则白天死亡。

厥痛与真痛

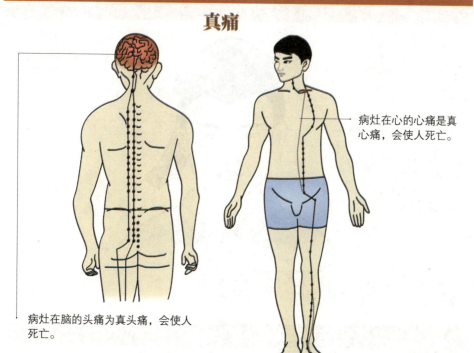

真痛

病灶在脑的头痛为真头痛，会使人死亡。

病灶在心的心痛是真心痛，会使人死亡。

真头痛与真心痛发作时，患者手足冰凉（一说为手足色青），并且旦发夕死，夕发旦死，无法治愈。这主要是因为头为诸阳之会，心为脏腑之大主，不能受邪，受邪则死。当然，这也与当时的医疗水平有关。

第六十一难

望、闻、问、切

原文

曰：经言，望而知之谓之神①，闻而知之谓之圣②，问而知之谓之工③，切脉而知之谓之巧④。何谓也？

然：望而知之者，望见其五色，以知其病。闻而知之者，闻其五音，以别其病。问而知之者，问其所欲五味，以知其病所起所在也。切脉而知之者，诊其寸口，视其虚实，以知其病，病在何脏腑也。经言，以外知之曰圣，以内知之曰神，此之谓也。

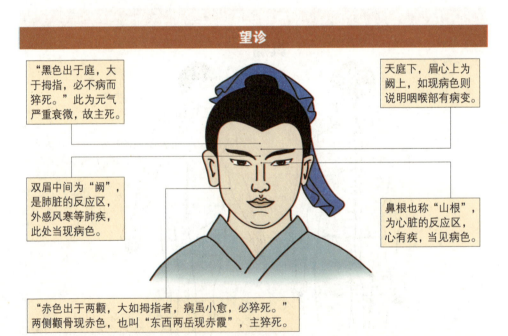

望诊

"黑色出于庭，大于拇指，必不病而猝死。"此为元气严重衰微，故主死。

天庭下，眉心上为阙上，如现病色则说明咽喉部有病变。

双眉中间为"阙"，是肺脏的反应区，外感风寒等肺疾，此处当现病色。

鼻根也称"山根"，为心脏的反应区，心有疾，当见病色。

"赤色出于两颧，大如拇指者，病虽小愈，必猝死。"两侧颧骨现赤色，也叫"东西两岳现赤霞"，主猝死。

医师的四个级别

神医	以望诊即可洞悉病情
医圣	以闻（即耳听）诊即可洞悉病情
工医	以问诊即可洞悉病情
巧医	以切诊即可洞悉病情

《黄帝内经》论述面部色泽变化归纳表

五色	五脏	平人		病人	
		有华无病	无华将病	有华主生（善色）	无华病危（恶色）
赤	心	如白裹朱	如赭	如鸡冠	如衃血
白	肺	如鹅羽	如盐	如豕膏	如枯骨
黄	脾	如罗裹雄黄	如黄土	如蟹腹	如枳实
青	肝	如苍璧之泽	如蓝	如翠羽	如草兹
黑	肾	如重漆色	如地苍	如乌羽	如炲

论病

注释

①神：超乎寻常，技术特别高超的意思。
②圣：事理通达，技术很高明的意思。
③工：功夫、技巧，技术熟练的意思。
④巧：技术、灵巧，技术精巧的意思。

译文

问：医经上说，通过望诊就知道病情的称作神，通过闻诊就知道病情的称作圣，通过问诊就知道病情的称作工，通过切脉就知道病情的称作巧，这是怎样解释的呢？

答：通过望诊而知道病情的，就是观察患者所表现的青、赤、黄、白、黑五种颜色变化，从而知道疾病的情况。通过闻诊而知道病情的，就是倾听患者所发出的呼、言、歌、哭、呻五种声音变化，从而辨别疾病的性质。通过问诊而知道病情的，就是询问患者对酸、苦、甘、辛、咸五种滋味的不同嗜好，从而知道患者的发病原因和病变的所在部位。通过脉诊而知道病情的，就是切按患者寸关尺三部的脉象，审察它的虚实，从而知道疾病的邪正盛衰，疾病是在哪一脏哪一腑。医经上又曾说过，根据外部细微变化就知道内部病情的叫作"圣"，根据内部细微变化而知道病情的叫作"神"，说的就是这个。

望闻问切

肝	肝在声为呼 ▶	**角调** 音调为角，即相当于E调，其音性平直。 ▶	若呼喊声与E调相应而清晰，则肝健康。 ▶	若呼声不着调而嘶哑，则必病在肝。
心	心在声为笑 ▶	**徵调** 徵调，即G调，其音性和缓而长。 ▶	音调相应，则心健康。 ▶	若疯言疯笑，音调不应，则必病在心。
脾	脾在声为歌 ▶	**宫调** 宫调，即C调，其音性大而缓。 ▶	音调相应，则脾健康。 ▶	若曲不着调，则必病在脾。
肺	肺在声为哭 ▶	**商调** 商调，即D调，其音高而有力。 ▶	音调相应，则肺健康。 ▶	若哭声不着调，则必病在肺。
肾 	肾在声为呻 ▶	**羽调** 羽调，即A调，其音性深沉浑厚。 ▶	音调相应，则肾健康。 ▶	若呻吟之声不着调，则必病在肾。

问诊即问五味嗜好

嗜酸	嗜咸	嗜辛	嗜苦	嗜甘
多食令人癃	多食令人渴	多食伤肺，且汗出而伤心	多食令人呕	多食令人悦心

切诊-五脏本脉

五脏	心	肺	脾	肝	肾
本脉	洪脉（钩脉）	浮脉	缓脉	弦脉	沉脉

六纲脉

浮脉	沉脉	迟脉	数脉	滑脉	涩脉
主表证	主里证	主寒证	主热证	主虚证	主实证

论穴道

本篇主要论述针灸腧穴。重点对五脏的募穴、俞穴以及五输穴的主治病证进行深入论述。重视狭义腧穴和一些特定穴位与经气运行,以及与脏腑的关系等。

图解难经

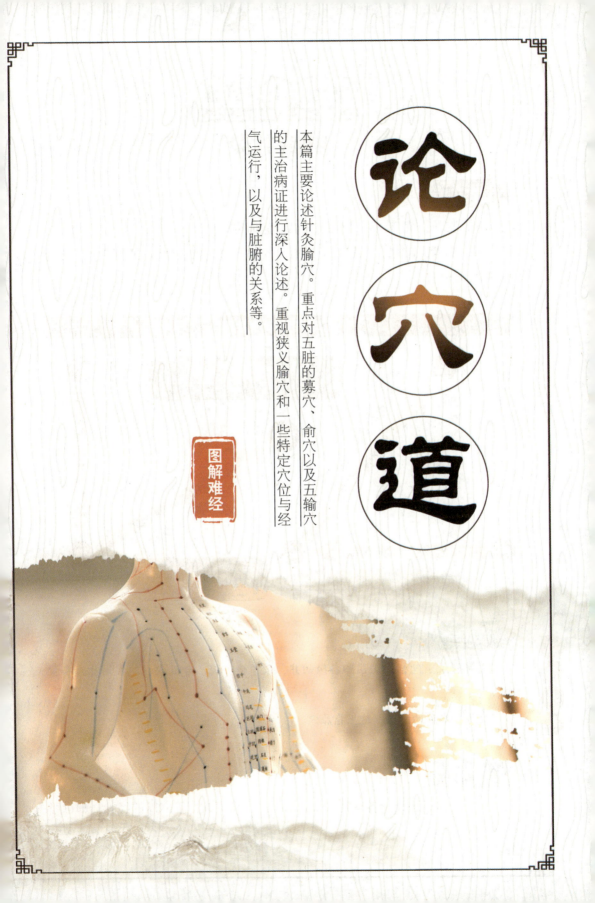

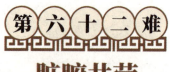

脏腑井荥

原文

曰：脏井、荥①有五，腑独有六者，何谓也？

然：腑者，阳也。三焦行于诸阳，故置一俞，名曰原②。腑有六者，亦与三焦共一气也。

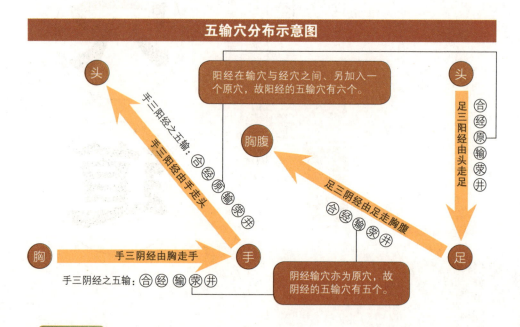

五输穴分布示意图

注释

①井、荥：包括手足阴阳各经的井、荥、输、经、合五穴，通常简称为井荥穴。

②原：本原的意思，这里指原穴。

译文

问：人体五脏经脉各有井、荥、输、经、合五穴，而六腑的经脉，却每经各有六穴，这是为什么呢？

答：六腑的经脉，属阳。三焦的经气，是运行在各阳经之间的，所以添置了一个穴位，名叫原穴。六腑的阳络各有六穴，也就和三焦贯通共成一气了。

第六十三难
井穴为始的意义

原文

曰：《十变》言，五脏六腑荥合，皆以井为始者，何也？

然：井者，东方春也，万物之始生。诸蚑行喘息①，蜎飞蠕动②，当生之物，莫不以春生。故岁数始于春，日数始于甲，故以井为始也。

注释

①蚑（qí）行喘息：蚑，虫豸之类。行，行动的意思。喘息，是形容冬季蛰藏的动物，到了春天苏醒过来，恢复活动，好像死里逃生，所以有着喘息的样子。

②蜎（yuān）飞蠕动：蜎，幼小的飞虫。蠕，形容虫类在缓慢地行动着。

译文

问：古代医经《十变》上讲，五脏六腑各经脉的荥、合等特定腧穴，都以井穴作为起始的穴位，它们的意义是什么呢？

答：井穴，就好像日出的东方和欣欣向荣的春天一样，是万物开始萌芽生长的时期。冬天蛰伏的各种虫类，于此时开始呼吸行动，爬行飞翔。一切应当恢复生机的生物，没有哪一种不是到了春天重新恢复生机的。所以一年的时序以春季为首，计日的次序开始于甲子，因而人体十二经脉也以井穴作为起始的穴位。

五输穴始于井穴原理

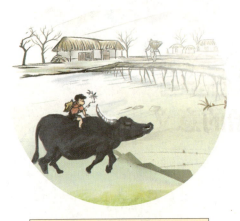

春天草木生长，万物皆自此增长一岁

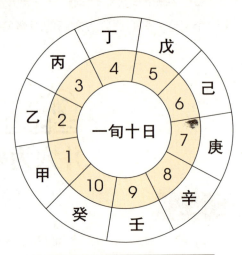

十天一旬，周而复始，每次逢甲日，新的一旬又开始了

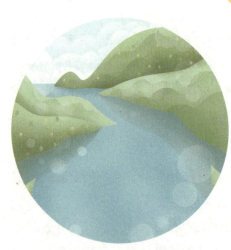

井穴如春天，亦如东方甲木，是水源的开始

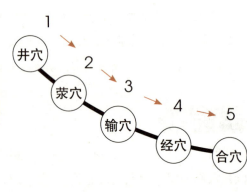

井穴如春天，亦如东方甲木，是脉气流注的开始，所以，五输穴皆以井穴为始

徐大椿的观点

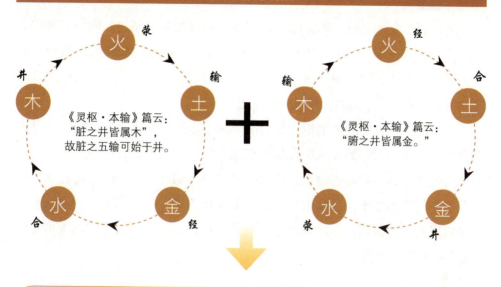

脏井属木,腑井属金。此与本难五脏六腑皆始于井的观点相矛盾,徐大椿的想法值得我们思考。

第六十四难

五输穴的阴阳五行属性

原文

曰:《十变》又言,阴井木,阳井金;阴荥火,阳荥水;阴俞土,阳俞木;阴经金,阳经火;阴合水,阳合土。阴阳皆不同,其意何也?

然:是刚柔之事也。阴井乙木,阳井庚金。阳井庚,庚者,乙之刚也;阴井乙,乙者,庚之柔也。乙为木,故言阴井木也;庚为金,故言阳井金也。余皆仿此。

译文

问：《十变》又说，阴经的井穴属木，阳经的井穴属金；阴经的荥穴属火，阳经的荥穴属水；阴经的输穴属土，阳经的输穴属木；阴经的经穴属金，阳经的经穴属火；阴经的合穴属水，阳经的合穴属土。阴经和阳经各穴，所属的五行都不相同，这是什么意思呢？

答：这是有关阳刚阴柔相互配合的事理。以井穴举例来说，阴经的井穴配合属于乙木，阳经的井穴配合属于庚金。阳经井穴所配合的庚金，在十天干中是阳刚之金，庚和乙相合，也就是乙的刚。阴经井穴所配合的乙木，在十天干中是阴柔之木，乙和庚相合，也就是庚的柔。乙是阴木，所以说阴经的井穴属木；庚是阳金，所以说阳经的井穴属金。其余各穴阴阳刚柔相配的关系，都可仿此类推。

五输穴每经五穴，共计60穴

经脉		五输穴				
		井（木）	荥（火）	输（土）	经（金）	合（水）
阴经经脉五输穴	手太阴肺经	少商	鱼际	太渊	经渠	尺泽
	手厥阴心包经	中冲	劳宫	大陵	间使	曲泽
	手少阴心经	少冲	少府	神门	灵道	少海
	足太阴脾经	隐白	大都	太白	商丘	阴陵泉
	足厥阴肝经	大敦	行间	太冲	中封	曲泉
	足少阴肾经	涌泉	然谷	太溪	复溜	阴谷

五输穴每经五穴，共计60穴

经脉		五输穴				
		井（金）	荥（水）	输（木）	经（火）	合（土）
阳经经脉五输穴	手阳明大肠经	商阳	二间	三间	阳溪	曲池
	手少阳三焦经	关冲	液门	中渚	支沟	天井
	手太阳小肠经	少泽	前谷	后溪	阳谷	小海
	足阳明胃经	厉兑	内庭	陷谷	解溪	足三里
	足少阳胆经	足窍阴	侠溪	足临泣	阳辅	阳陵泉
	足太阳膀胱经	至阴	足通谷	束骨	昆仑	委中

五输配天干

五行	木		火		土		金		水	
天干	甲	乙	丙	丁	戊	己	庚	辛	壬	癸
阴经五输		①井		②荥		③输		④经		⑤合
阳经五输	③输		④经		⑤合		①井		②荥	

五行化合配五输

五行化合	乙庚化合金	丁壬化合木	甲己化合土	丙辛化合水	戊癸化合火
阴经五输	井（乙木）	荥（丁火）	输（己土）	经（辛金）	合（癸水）
阳经五输	井（庚金）	荥（壬水）	输（甲木）	经（丙火）	合（戊土）

第六十五难

井穴、合穴出入的意义

原文

曰：经言所出为井①，所入②为合，其法奈何？

然：所出为井，井者，东方春也，万物之始生，故言所出为井也。所入为合，合者，北方冬也，阳气入藏，故言所入为合也。

注释

①所出为井：经气所出的孔穴，如同水的源头，故称。

②入：经气在近肘、膝关节处向深部进入。

译文

问：医经上说，经脉之气所出的称为井穴，所入的称为合穴，它们的取法是怎样的呢？

答：把经气所出的称为井穴，因为井穴，好像日出的东方和生气蓬勃的春天，万物都开始萌芽生长，所以说所出的称为井穴。把经气所入的称为合穴，因为合穴，好像寒冷的北方和万物生机潜伏的冬天，阳气闭藏，所以说所入的称为合穴。

五输穴的名称含义

井穴
如出水的水井,是脉气始出之处。

荥穴
如刚出泉源的小溪,脉气尚微弱。

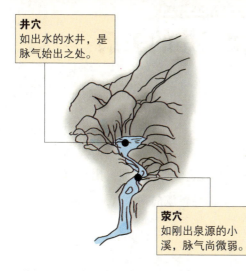

输穴
如水流由浅处向深处输注,脉气始盛。

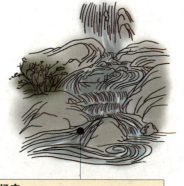

经穴
如水流经通渠,脉气畅通而盛大。

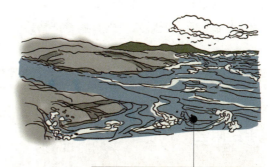

合穴
如百川入海,脉气汇聚而深入脏腑。

第六十六难
十二经原穴和三焦的关系

原文

曰：经言肺之原，出于太渊；心之原，出于大陵；肝之原，出于太冲，脾之原，出于太白；肾之原，出于太溪；少阴之原，出于兑骨①；胆之原，出于丘墟；胃之原，出于冲阳；三焦之原，出于阳池；膀胱之原，出于京骨；大肠之原，出于合谷；小肠之原，出于腕骨。十二经皆以俞为原者，何也？

然：五脏俞者，三焦之所行，气之所留止也。

三焦所行之俞为原者，何也？

然：脐下肾间动气者，人之生命也，十二经之根本也，故名曰原。三焦者，原气之别使也，主通行三气②，经历于五脏六腑。原者，三焦之尊号也，故所止辄为原。五脏六腑之有病者，皆取其原也

十二经脉之原穴

手三阴经	肺经 心经 心包经	太渊 神门 大陵	足三阴经	脾经 肾经 肝经	太白 太溪 太冲
手三阳经	大肠经 小肠经 三焦经	合谷 腕骨 阳池	足三阳经	胃经 膀胱经 胆经	冲阳 京骨 丘墟

注释

①兑骨：掌后锐骨，即尺骨小头，这里指神门穴。

②三气：宗气、营气、卫气，也就是真气的统称。

译文

问：医经上说，手太阴肺经的原穴在太渊，心（系手厥阴心包络经）的

原穴在大陵，足厥阴肝经的原穴在太冲，足太阴脾经的原穴在太白，足少阴肾经的原穴在太溪，手少阴心经的原穴在掌后锐骨的神门，足少阳胆经的原穴在丘墟，足阳明胃经的原穴在冲阳，手少阳三焦经的原穴在阳池，足太阳膀胱经的原穴在京骨，手阳明大肠经的原穴在合谷，手太阳小肠经的原穴在腕骨。手足阴阳十二经都把输穴作为原穴，是什么道理呢？

答：因为五脏各经脉的原穴，都是三焦之气运行和停留的地方。

问：三焦之气所运行和停留的地方为原穴，这是为什么呢？

答：因为脐下的肾间动气，是人体维持生命的动力，也是十二经的根本，所以把它称为原气。三焦，是运送原气到达人体全身的使者，能贯通和运行宗、营、卫三气的功能，它的气化普遍地经历了五脏六腑。原，是对三焦的一种尊称，所以三焦之气所流止的一般都称为原穴。凡五脏六腑所有的疾病，都可取用各经脉所属的原穴进行治疗。

第六十七难

募穴和俞穴的治疗作用

原文

曰：五脏募皆在阴，而俞皆在阳者，何谓也？

然：阴病行阳，阳病行阴。故令募在阴，俞在阳。

译文

问：五脏的募穴，都在属阴的胸腹部，而五脏的俞穴，又都在属阳的腰背部，这是什么道理呢？

答：因为内脏或阴经的病气常出行于阳分的俞穴，体表或阳经的病气常入行于阴分的募穴。所以募穴都在胸腹部，俞穴都在腰背部。

募穴表

脏腑	募穴	经属	定位	主治
肺	中府	肺经	位于胸部,横平第1肋间隙,锁骨下窝外侧,前正中线旁开6寸	咳嗽、气喘、胸满痛、肩背痛
心	巨阙	任脉	位于上腹部,脐中上6寸,前正中线上	癫狂痫、胸痛、心烦、心悸、呕吐、吞酸
脾	章门	肝经	位于侧腹部,当第11肋游离端的下方	腹痛、腹胀、肠鸣、腹泻、呕吐、胁痛、黄疸、痞块
肝	期门	肝经	位于胸部,当乳头直下,第6肋间隙,前正中线旁开4寸	胸胁胀痛、呕吐、吞酸、呃逆、腹胀、腹泻、奔豚气、乳痈
肾	京门	胆经	位于上腹部,第12肋骨游离端下际	小便不利、水肿、腹胀、肠鸣、腹泻、腰痛、胁痛
心包	膻中	任脉	位于胸部,横平第4肋间隙,前正中线上	咳嗽、气喘、胸闷、心痛、噎膈、呃逆、产后乳少、乳痈、乳癖
大肠	天枢	胃经	位于腹部,横平脐中,前正中线旁开2寸	腹痛、腹胀、便秘、腹泻、痢疾、月经不调、痛经
小肠	关元	任脉	位于下腹部,脐中下3寸,前正中线上	中风脱证、虚劳冷惫、羸瘦无力、少腹疼痛、便血、五淋、尿血、尿闭、尿频、遗精、阳痿等
胃	中脘	任脉	位于上腹部,脐中上4寸,前正中线上	胃痛、腹胀、纳呆、呕吐、吞酸、呃逆、小儿疳积、黄疸、癫狂、脏躁
胆	日月	胆经	位于胸部,第7肋间隙,前正中线旁开4寸	黄疸、胁肋疼痛、呕吐、吞酸、呃逆
膀胱	中极	任脉	位于下腹部,脐中下4寸,前正中线上	遗尿、小便不利、癃闭、遗精、阳痿、不育、月经不调、崩漏、阴挺、阴痒、不孕
三焦	石门	任脉	位于下腹部,当脐中下2寸,前正中线上	腹胀、腹泻、痢疾、绕脐疼痛、奔豚气、疝气、水肿、小便不利、遗精、阳痿

俞穴表

脏腑	俞穴	经属	定位	主治
肺	肺俞	足太阳膀胱经	位于背部，当第3胸椎棘突下，后正中线旁开1.5寸	咳嗽、气喘、咯血、骨蒸潮热、盗汗、瘙痒、瘾疹
心	心俞	足太阳膀胱经	位于背部，当第5胸椎棘突下，后正中线旁开1.5寸	心痛、惊悸、失眠健忘、癫痫、咳嗽、咯血、盗汗、遗精
脾	脾俞	足太阳膀胱经	位于背部，当第11胸椎棘突下，后正中线旁开1.5寸	腹胀、黄疸、呕吐、泄泻、痢疾、便血、水肿、背痛
肝	肝俞	足太阳膀胱经	位于背部，当第9胸椎棘突下，后正中线旁开1.5寸	胁痛、黄疸、目赤、目视不明、目眩、夜盲、迎风流泪、癫狂痫、脊背痛
肾	肾俞	足太阳膀胱经	位于腰部，当第2腰椎棘突下，后正中线旁开1.5寸	遗尿、遗精、阳痿、月经不调、白带、水肿、耳鸣、耳聋、腰痛
心包	厥阴俞	足太阳膀胱经	位于背部，当第4胸椎棘突下，后正中线旁开1.5寸	心痛、心悸、咳嗽、胸闷、呕吐
大肠	大肠俞	足太阳膀胱经	位于腰部，当第4腰椎棘突下，后正中线旁开1.5寸	腹胀，泄泻，便秘，腰痛
小肠	小肠俞	足太阳膀胱经	位于骶部，当骶正中嵴旁1.5寸，平第1骶后孔	遗精、遗尿、尿血、白带、小腹胀痛、泄泻、痢疾、疝气、腰骶痛
胃	胃俞	足太阳膀胱经	位于背部，当第12胸椎棘突下，后正中线旁开1.5寸	胸胁痛、胃脘痛、呕吐、腹胀、肠鸣
胆	胆俞	足太阳膀胱经	位于背部，当第10胸椎棘突下，后正中线旁开1.5寸	胃脘部及肚腹胀满、呕吐、黄疸
膀胱	膀胱俞	足太阳膀胱经	位于骶部，横平第2骶后孔，骶正中嵴旁开1.5寸	小便不利、遗尿、泄泻、便秘、腰脊强痛
三焦	三焦俞	足太阳膀胱经	位于腰部，当第1腰椎棘突下，后正中线旁开1.5寸	肠鸣、腹胀、呕吐、腹泻、痢疾、小便不利、水肿、腰背强痛

论穴道

第六十八难
五输穴的主治病症

原文

曰：五脏六腑，皆有井、荥、输、经、合，皆何所主？

然：经言所出为井，所流为荥，所注为俞，所行为经，所入为合。井主心下满，荥主身热，输主体重节痛，经主喘咳寒热，合主逆气而泄。此五脏六腑井、荥、输、经、合所主病也。

五输穴主治疾病

五行	木	火	土	金	水
五脏	肝	心	脾	肺	肾
五输	所出为井	所流为荥	所注为输	所行为经	所入为合
主治疾病	心下胀满	身热	体重节痛	喘咳寒热	逆气而泄

译文

问：人体五脏六腑各经脉，都有井、荥、输、经、合的特定穴位，它们都主治什么样的病症呢？

答：医经上说，经气所出发的地方，称为井穴；经气缓缓流动像刚出泉源的小水的地方，称为荥穴；经气所灌注的地方，称为输穴；经气畅流的地方，称为经穴；经气所深入的地方，称为合穴。井穴可主治心胸部以下的痞积胀满，荥穴可主治全身的热病，输穴可主治身体困重、关节疼痛，经穴可主治气喘、咳嗽、怕冷、发热，合穴可主治气逆和下泄。这就是五脏六腑十二经脉所属井、荥、输、经、合各穴所主治的病症。

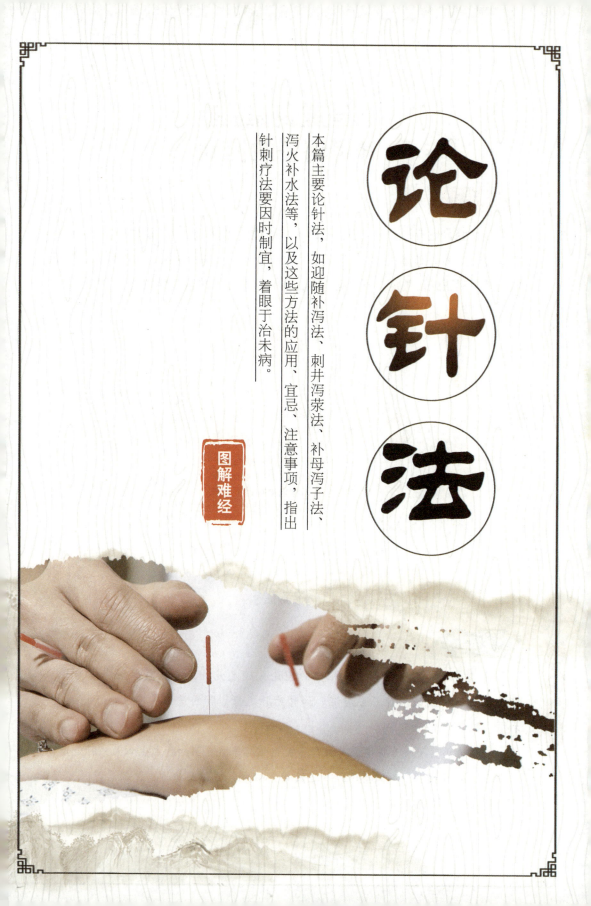

论针法

本篇主要论针法，如迎随补泻法、刺井泻荥法、补母泻子法、泻火补水法等，以及这些方法的应用、宜忌、注意事项，指出针刺疗法要因时制宜，着眼于治未病。

图解难经

第六十九难

补母泻子的治则

原文

曰：经言虚者补之，实者泻之，不实不虚，以经取之。何谓也？

然：虚者补其母①，实者泻其子②，当先补之，然后泻之。不实不虚，以经取之者，是正经自生病，不中他邪也，当自取其经，故言以经取之。

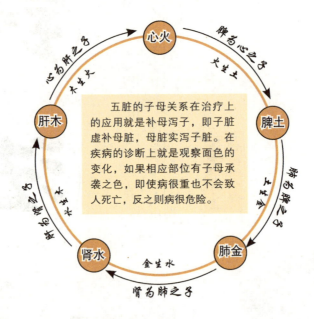

五脏的子母关系在治疗上的应用就是补母泻子，即子脏虚补母脏，母脏实泻子脏。在疾病的诊断上就是观察面色的变化，如果相应部位有子母承袭之色，即使病很重也不会致人死亡，反之则病很危险。

注释

①虚者补其母：根据五行相生的理论，确定五脏母子关系，生我者为母，所生者为子，用来治疗五脏虚证。如肾为肝之母，肝的虚证，不仅补肝，还须补肾。

②实者泻其子：五脏实证可按母子关系泻其子脏。例如肝木生心火，肝是母，心是子，肝有实火，不仅要泻肝，还应兼泻心火，则肝火易清。针刺治疗时，可泻其所属的子经或子穴。

译文

问：医经上说，治虚证用补法，治实证用泻法，不实不虚的病证，就在本经取穴治疗，这是什么道理呢？

答：根据五行学说，虚证的应当补其母脏经气和它所属母经的有关穴位，实证的应当泻其子脏经气和它所属子经的有关穴位，在治疗步骤上应当先用补法，后用泻法。不实不虚的病证，就在本经取穴治疗，因为这是本经自生的病，没有受到他经病邪的影响，所以只需取用本经穴位，因此说以经取之。

第七十难
四季刺法

原文

曰：春夏刺浅，秋冬刺深者，何谓也？

然：春夏者，阳气在上，人气亦在上，故当浅取之；秋冬者，阳气在下，人气亦在下，故当深取之。

春夏各致一阴，秋冬各致一阳者，何谓也？

然：春夏温，必致一阴者，初下针，沉之至肾肝之部①，得气，引持之阴也。秋冬寒，必致一阳者，初内针，浅而浮之至心肺之部②，得气，推内之阳也。是谓春夏必致一阴，秋冬必致一阳。

注释

①沉之至肾肝之部：沉之，是深刺的意思。肾主骨，肝主筋，肾肝之部，就是指骨与筋而言。

②浮之至心肺之部：浮之，是浅刺的意思。心主血脉，肺主皮毛，心肺之部，也就是指浅表的脉和皮肤而言。

四季的针刺依据

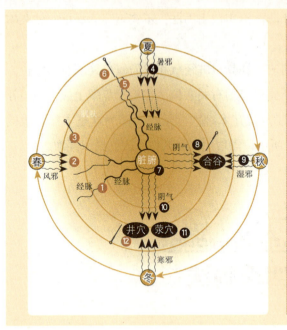

译文

问:春夏之时,针刺治病宜浅,秋冬之时,针刺治病宜深,这是为什么呢?

答:春夏之时,自然界的阳气向上,人身中的阳气也向上行于肌肤表浅部位,所以针刺时应当浅刺治疗;秋冬之时,自然界的阳气向下,人身中的阳气也向下行于筋骨深层部位,所以应在较深层的部分进行针刺。

春夏两季必须导引一阴之气,秋冬两季必须导引一阳之气,这是什么道理?

答:春夏两季,气候温暖,而阳气偏盛,必须引导一阴之气上越养阳,所以在开始下针时,要深刺到和肝肾相连属的筋骨部分,待针下得气后,再将针提举,以引肝肾的阴气上达阳分。秋冬两季,气候寒凉,而阴气偏盛,必须引导一阳之气下行养阴,所以在开始进针时,要浅刺和心肺连属的血脉与皮肤部分,待针下得气后,再将针插进,以推送心肺的阳气深达阴分。这就是所谓春夏必须导引一阴之气,以阴养阳;秋冬必须导引一阳之气,以阳养阴的针法。

春夏刺浅，秋冬刺深

春夏刺浅原理

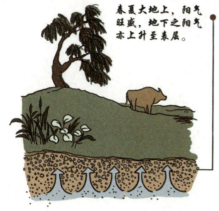

春夏大地上，阳气旺盛，地下之阳气亦上升至表层。

秋冬刺深原理

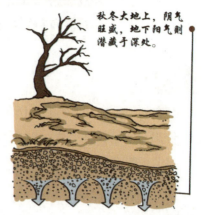

秋冬大地上，阴气旺盛，地下阳气则潜藏于深处。

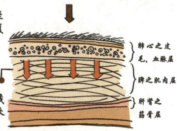

人体与天地相应，春夏时阳气亦升至肌肤表层，故春夏施针宜浅刺。

人体与天地相应，秋冬时阳气亦潜藏于筋骨深处，故秋冬施针宜深刺。

春夏刺浅方法

秋冬刺深方法

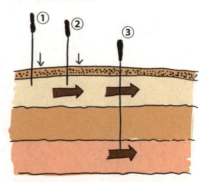

春夏浅刺，主要是要引一阴之气到表层。具体方法为：①初下针至深层；②得气后，向上提针；③提针至表层，引一阴之气与表层阳气结合。

秋冬深刺，主要是要引一阳之气到深处。具体方法为：①初下针至浅层；②得气后向下进针；③进针至深处，引一阳之气与深层阴气结合。

第七十一难
营卫的深浅刺法

原文

曰：经言刺荣无伤卫，刺卫无伤荣。何谓也？

然：针阳者，卧针而刺之；刺阴者，先以左手摄按①所针荥俞之处，气散乃内针。是谓刺荣无伤卫，刺卫无伤荣也。

注释

①摄按：摄，在这里是引持气行的意思。按，是按摩。

针刺治疗疾病时，要把握好深度，太深或太浅都起不到预期的效果，甚至可能会造成意想不到的后果。

针刺的深度

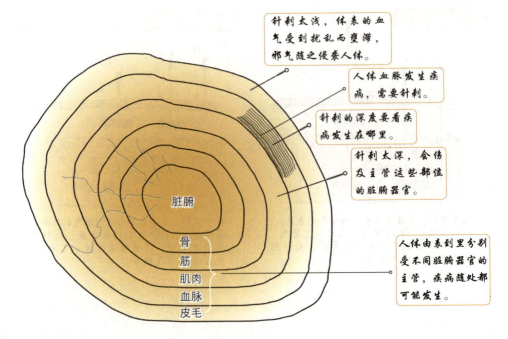

针刺太浅，体表的血气受到扰乱而壅滞，邪气随之侵袭人体。

人体血脉发生疾病，需要针刺。

针刺的深度要看疾病发生在哪里。

针刺太深，会伤及主管这些部位的脏腑器官。

人体由表到里分别受不同脏腑器官的主管，疾病随处都可能发生。

脏腑／骨／筋／肌肉／血脉／皮毛

译文

问：医经上说，刺营不要伤卫，刺卫不可伤营，这是怎样解释的？

答：针刺属阳之卫分时，应当横刺；针刺在阴分的营气，应当先用左手往来按摩所要针刺的穴位，使局部的卫气散开，然后进行针刺。这就是所谓刺营不可伤卫，刺卫不可伤营的针法。

刺卫不伤营

针刺卫气层的腧穴，若直刺而下，极易因进针过度而伤及营气。

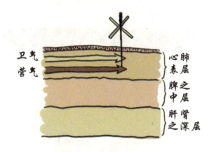

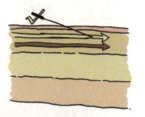

刺营不伤卫

1. 先用手指按压取穴部位。

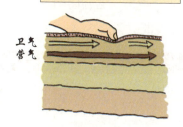

2. 用左手食指和拇指将皮肤提起，使卫气散开，再用右手施针直刺。

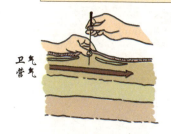

横刺、斜刺与直刺

直刺，即将针身垂直刺入。因刺穴准确，且适合肌肉厚实部位用针，所以临床应用较多。

斜刺，即将针身与表皮呈45°角刺入，适用于既不能深刺又不能浅刺的穴位。

横刺，也叫平刺，即将针身与表皮呈15°～25°角刺入，适用于浅处穴位。

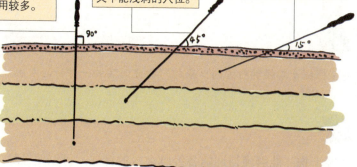

第七十二难
迎随补泻的刺法

原文

曰：经言能知迎随①之气，可令调之；调气之方，必在阴阳。何谓也？

然：所谓迎随者，知荣卫之流行，经脉之往来也。随其逆顺而取之，故曰迎随。调气之方，必在阴阳者，知其内外表里，随其阴阳而调之，故曰调气之方，必在阴阳。

十二经的迎随补泻法

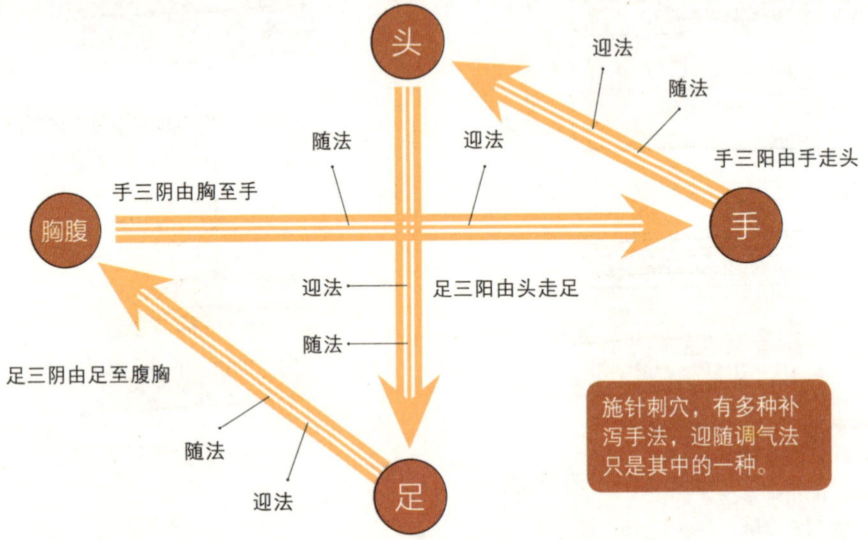

- 头
- 胸腹
- 手
- 足
- 随法
- 迎法
- 手三阴由胸至手
- 手三阳由手走头
- 足三阳由头走足
- 足三阴由足至腹胸
- 迎法
- 随法
- 随法
- 迎法

施针刺穴，有多种补泻手法，迎随调气法只是其中的一种。

注释

①迎随：根据十二经循行方向，来施行补虚泻实的一种针治方法。

译文

问：医经上说，能够懂得迎随各经脉之气的针法，可以使经脉之气得到调和；而调气的方法，其首要问题，就是在于调和阴阳，这是怎样解释的呢？

答：所谓运用迎随的针法，就是先要明确营卫之气在体内的分布流行和各经脉往来运转的走向，然后随其循行的逆顺方向，迎其来势逆取，或随其去势顺取，所以叫作迎随。至于调气的方法，其首要问题就是调和阴阳，也就是先要认识人体在内外表里的相互关系，随其所属阴阳的偏盛偏虚现象，进行调治。所以说调理经气的方法，必须首先辨别阴阳。

第七十三难

泻井刺荥法

原文

曰：诸井者，肌肉浅薄，气少不足使也，刺之奈何？

然：诸井者，木也；荥者，火也。火者，木之子，当刺井者，以荥泻之。故经言，补者不可以为泻，泻者不可以为补。此之谓也。

五邪与五种伤寒

泻井须泻荥

顺者相生，顺为子方，逆为母方。欲泻井穴，则泻其子方之荥穴即可。

补井当补合

顺者相生，顺为子方，逆为母方。欲补井穴，当补其母方之合穴。

译文

问：各井穴都在肌肉浅薄的部位，经气微少，不足以使用泻法，若要用泻法，当怎样运用呢？

答：五脏所属的各井穴，在五行中都是属木，荥穴都是属火。木能生火，火是木之子，所以当需要针泻井穴时，根据实则泻其子的原则，可以改在荥穴施行泻法。因此古典医书上讲，当用补法的不可以用泻法，当用泻法的不可以用补法，说的就是这个意思。

第七十四难
因时制宜的刺法

原文

曰：经言春刺井，夏刺荥，季夏刺俞，秋刺经，冬刺合者，何谓也？

然：春刺井者，邪在肝；夏刺荥者，邪在心；季夏刺俞者，邪在脾；秋刺经者，邪在肺；冬刺合者，邪在肾。

其肝、心、脾、肺、肾，而系于春、夏、秋、冬者，何也？

然：五脏一病，辄有五也（色）。假令肝病，色青者肝也，臊臭者肝也，喜酸者肝也，喜呼者肝也，喜泣者肝也。其病众多，不可尽言也。四时有数，而并系于春、夏、秋、冬者也。针之要妙，在于秋毫者也。

译文

问：医经上说，春季宜刺井穴，夏季宜刺荥穴，季夏宜刺输穴，秋季宜刺经穴，冬季宜刺合穴，这是为什么呢？

答：春季宜刺井穴，因病邪常在肝；夏季宜刺荥穴，因病邪常在心；季夏宜刺输穴，因病邪常在脾；秋季宜刺经穴，因病邪常在心；冬季宜刺合穴，因病邪常在肾。

问：肝、心、脾、肺、肾五脏，与春夏秋冬四季相联系，这又是为什么呢？

答：因为五脏中的一脏有病，往往随其相应的季节，在五色、五臭、五味、五声、五液方面也有相应的表现。假使肝脏发生病变，患者面现青色，臊臭，喜食酸味，常发出呼叫声，时时流泪等。一脏的病，尚且如此复杂，五脏的病更是多种多样了，不是一时能说得完的。一年四季都有一定的时令气候，把这些时令气候的五行属性同井、荥、输、经、合各穴的五行属性联系起来，施行补泻的针法。针刺的重要和微妙，就在于这些微妙的变化。

针刺五输穴的季节宜禁

五输配四季

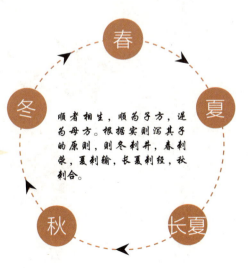

第七十五难

肝实肺虚与补泻火

原文

曰：经言东方实，西方虚；泻南方，补北方，何谓也？

然：金、木、水、火、土，当更相平①。东方木也，西方金也。木欲实，金当平之；火欲实，水当平之；土欲实，木当平之；金欲实，火当平之；水欲实，土当平之。东方肝也，则知肝实；西方肺也，则知肺虚。泻南方火，补北方水。南方火，火者，木之子也；北方水，水者，木之母也。水胜火。子能令母实，母能令子虚，故泻火补水，欲令金得平木也。经曰：不能治其虚，何问其余，此之谓也。

对于五脏六腑的疾病，可以采用针刺的方法。一般对于实证，采用泻法，对于虚证，采用补法。

五输穴的补泻法

心实，用迎法泻大陵穴；心虚，用随法补中冲穴。

肝实，用迎法泻行间穴；肝虚，用随法补曲泉穴。

脾实，用迎法泻商丘穴；脾虚，用随法补大都穴。

肾实，用迎法泻涌泉穴；肾虚，用随法补复溜穴。

肺实，用迎法泻尺泽穴；肺虚，用随法补太渊穴。

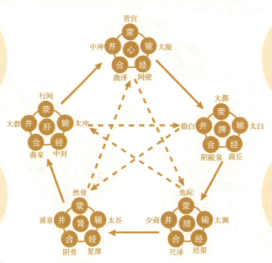

注释

①更相平：金木土水火递相制约，以保持相对平衡状态。

译文

问：医经上说，属东方的脏实而有余，属西方的脏虚而不足，采用泻属南方的脏，补属北方的脏。这是怎样解释的？

答：五行之中的金、木、水、火、土，应当递相制约，以保持相对平衡状态。东方属木，西方属金。如果木偏于盛时，当由金来制约它；火偏于盛时，当由水制约它；土偏于盛时，当由木来制约它；金偏于盛时，当由火来制约它；水偏于盛时，当由土来制约它。东方属肝，那么就知道肝气实盛。而西方属肺，那么就知道肺气虚损。治疗时在南方施行泻法，在北方施行补法，就是因为南方属火，木能生火，火是木之子；北方属水，水能生木，水是木之母。由于水有克火的作用，补属子的一脏，可以使母脏脏气充实，泻属母的一脏，可以使子脏脏气衰减。所以泻南方心火补北方肾水，是因为肺金有恢复制约肝木的作用。医经上说，不能掌握治虚证的法则，怎样还能谈得上治疗其他复杂的疾病呢，说的就是这个意思。

第七十六难
补泻的方法和步骤

原文

曰：何谓补泻？当补之时，何所取气？当泻之时，何所置气？

然：当补之时，从卫取气；当泻之时，从荣置气。其阳气不足，阴气有余，当先补其阳，而后泻其阴；阴气不足，阳气有余，当先补其阴，而后泻其阳。荣卫通行，此其要也。

补泻的三个原则

```
                    补泻原则
          ┌───────────┼───────────┐
    一般原则:卫宜补,  具体原则:无论阴实阳虚或  一般原则:卫宜补,
    营宜泻            阳实阴虚,皆宜先补虚再泻实  营宜泻
```

后世医家将此难内容演变为一套补泻针法,即:补法先浅后深,紧按慢提;泻法先深后浅,紧提慢按。

各种补泻方法

利用腧穴的双向传导性补泻	▶ 证虚,刺穴则补;证实,刺穴则泻
选用特殊腧穴补泻	▶ 足三里、气海、关元、膏肓俞等穴,本身具有补虚功能; ▶ 十宣、少商、曲泽等穴,本身具有泻实功能
用不同的针刺手法补泻 注:各种针刺补泻手法的科学性,有待临床上的进一步验证。	▶ 呼吸补泻法:呼气进针,吸气退针为补;反之为泻 ▶ 开阖补泻法:出针后按住针孔为补,出针时摇大针孔为泻 ▶ 提插补泻法:先浅后深,重插轻提为补;先深后浅,轻插重提为泻 ▶ 捻转补泻法:轻轻左转为补(捻针不可超180°);重力右转为泻(捻针切不可超过360°) ▶ 迎随补泻法(略) ▶ 平补平泻法:提插、捻转时力量速度适中

译文

问：什么叫补泻？当用补法的时候，从哪里取气？当用泻法的时候，又从哪里散气？

答：当用补法的时候，可在卫分取气；当用泻法的时候，从荣分散气。如果阳气不足、阴气有余的，应当先补其属阳的卫气，而后再泻其属阴的营气。如果阴气不足、阳气有余的，应当先补其属阴的营气，然后再泻其属阳的卫气。使荣卫之气能够正常流通运行，这就是针刺补泻方法的重要原则。

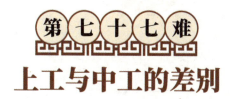

第七十七难
上工与中工的差别

原文

曰：经言上工治未病，中工治已病，何谓也？

然：所谓治未病者，见肝之病，则知肝当传之与脾，故先实其脾气，无令得受肝之邪，故曰治未病焉。中工者，见肝之病，不晓相传，但一心治肝，故曰治已病也。

译文

问：医经上说，技术上等的医生能治疗还没有发作的病，技术中等的医生只能治疗已发作的病，这是为什么呢？

答：所谓治疗未发生的疾病，例如看到肝脏有了病变时，就会知道因肝木克脾土的关系，肝脏的病邪将会传给脾脏，所以预先充实脾土之气，使它不致遭受肝邪的侵袭，因此说，技术上等的医生能治疗没有发作的病。所谓技术中等的医生只能治已发作的病，就是当肝脏发病时，不懂得相互传变的道理，只是一心一意地专治肝病，所以说叫作治已病。

医生技术有高低之分，技术高的能从整体来辨证治病，病治好了身体就好了；技术一般的医生，哪里有病就治哪里，总是治好了一处疾病，身体另一处又有了病变。

上工和中工的区别

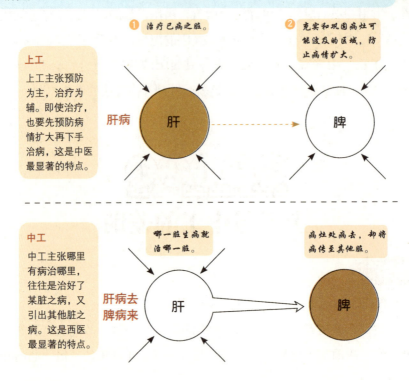

第七十八难

针刺押手和补泻方法

原文

曰：针有补泻，何谓也？

然：补泻之法，非必呼吸出内①针也。知为针者，信其左；不知为针者，信其右。当刺之时，先以左手厌②按所针荥俞之处，弹而努之③，爪而下之④，其气之来，如动脉之状，顺针而刺之。得气，因推而内之，是谓补；动而伸之⑤，是谓泻。不得气，乃与男外女内⑥；不得气，是为十死不治也。

注释

①呼吸出内：针刺补泻法的一种。吸气进针，呼气出针为泻法，相反的即为补法。

②厌：压的意思。

③弹而努之：弹，是以指轻弹穴位。努，怒张的意思。弹而努之，也就是在准备进针的穴位上，轻弹其皮肤，使气血贯注，脉络和肌肉怒张。

④爪而下之：进针前的一种手法。用左手拇指爪甲掐切穴位，既可使穴位固定，又可使该处皮肤感觉较为迟钝，可减少痛苦。

⑤动而伸之：动，是将针摇动。伸，是伸张，即引气外出的意思。

⑥男外女内：外内是泛指属阳属阴的表里、浮沉、浅深等而言，在这里是指浅刺、深刺的提插针法。

译文

问：针刺有补法和泻法，如何操作呢？

答：补泻的针法，不是必须以呼吸吐纳作为行针的关键。善用针法的，信赖运用其押穴的左手；不善用针的，只偏信运用持针的右手。当进行针刺的时候，必须首先以左手按压所要刺的穴位，用手指轻弹该处的皮肤，促使络脉和肌肤怒张，再用指甲向下将穴位切住，当经气到来的时候，如同动脉搏动的形状，就顺势将针刺入。待针下得气之后，随着再将针推进，这就是补法；摇动针身而引导其气外出的，就是泻法。如果下针后不得气，就用男子浅刺、女子深刺的提插方法，如果始终不能得气，也就是难以治疗的死症。

刺手与压手

刺手即用来持针并刺皮肤的手，压手即用来按压皮肤的手。刺手与压手互相配合，协同进针是针刺时常用的一种手法。

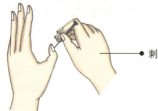

刺手：持针并针刺

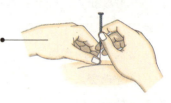

压手：用来按压皮肤

针下得气时的表现

当患者的针刺部位有痛、胀、麻、重等感觉，或出现热、凉、痒、痛、抽搐、蚁行等感觉，或呈现沿着一定的方向和部位传导和扩散现象时，医者的刺手也能体会到针下沉紧、涩滞或针体颤动等反应，说明针下已经得气。若针刺后未得气，患者则无任何特殊感觉或反应，医者刺手亦感到针下空松、虚滑。

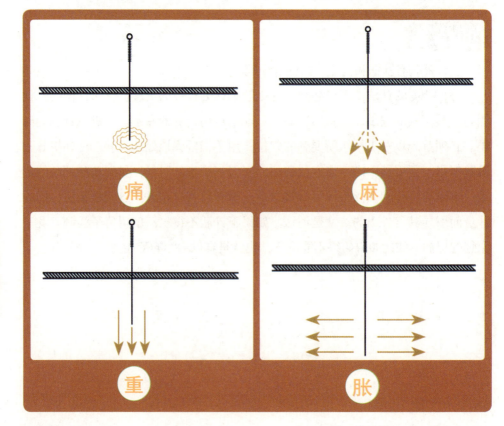

痛　麻　重　胀

双手配合的补泻手法

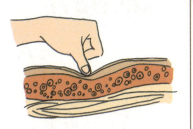

1. 施针前，先用右手按压穴位

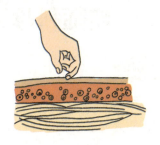

2. 再用手指轻弹该处表皮

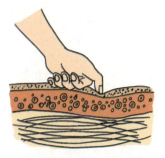

3. 然后用左手爪甲掐切穴位

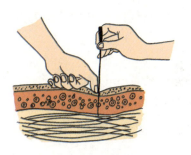

4. 右手持针取穴

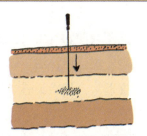

5. 得气后，将针向深推进为补

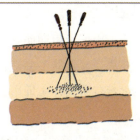

6. 得气后，摇动针身引气外出为泻

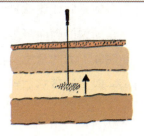

7. 如未得气，提针于卫分处候气

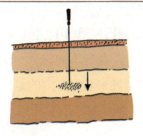

8. 仍未得气，则进针于营分处候气，若还不能得气，则说明营卫衰竭，病无法治愈

第七十九难

迎随和母子补泻法的结合

原文

曰：经言迎而夺①之，安得无虚？随而济②之，安得无实，虚之与实，若得、若失；实之与虚，若有、若无，何谓也？

然：迎而夺之者，泻其子也；随而济之者，补其母也。假令心病，泻手心主俞，是谓迎而夺之者也；补手心主井，是谓随而济之者也。所谓实之与虚者，牢濡之意也。气来实牢者为得，濡虚者为失，故曰若得、若失也。

注释

①夺：强取，这里指泻其有余。
②济：援助、增益，这里指补其有余。

译文

问：医经上说，运用迎而夺之的泻法，哪能不会使邪气由实转虚呢？运用随而济之的补法，又哪能不会使正气由虚转实呢？虚证用补法，以充实正气，会使指下感觉若有所失；实证用泻法，使邪势虚弱，会使指下感觉若有若无，这是怎样解释的？

答：迎而夺之的泻法，就是泻其子穴；随而济之的补法，就是补其母穴。例如属火的心经发生病变时，针泻手厥阴心包络经的输穴，这就是所说的迎而夺之的泻法；针补手厥阴心包络经的井穴，这就是所说的随而济之的补法。至于正邪的盛衰，在针下的感觉，就是坚紧有力和濡软无力的意思。在进行补虚时，针下感觉气来坚实有力的是得气；在进行泻实时，针下感觉到濡软空虚的是气已散失。所以说，若有所得，若有所失。

针刺的角度和方向

针刺是中医治病过程的一项重要内容。针刺的角度有直刺、斜刺和横刺，三种角度分别用于针刺不同的部位和达到不同的效果，随气和迎气就是横刺的具体应用。

论针法

直刺
针体与皮肤呈90°刺入，全身多数腧穴都可以直刺。

斜刺
针体与皮肤呈45°左右刺入，用于某些肌肉较薄，或深部有重要脏器的腧穴。

横刺
又名"平刺"。针体与皮肤呈15°左右刺入，用于肌肤浅薄的腧穴。一般以有针感而又不伤及重要脏器为原则。

随气
针体顺着经气运行方向刺入，用于补气。

迎气
针体逆着经气运行方向刺入，用于泻气。

呼吸与针刺时的补泻

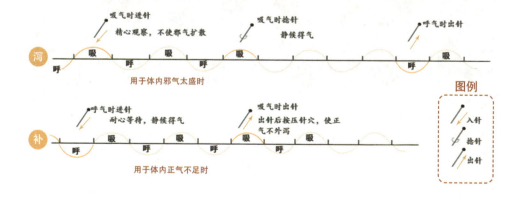

五输穴的补泻法

针刺五输穴治疗脏腑疾病，是《难经》中很重要的一套医疗理论，一般对于虚证，则采用随法补其母；对于实证，则采用迎法泻其子。

肝病，则取肝经之五输穴治疗。肝实则用迎法泻行间穴；肝虚，则用随法补曲泉穴。

心病，则取手厥阴心包经的五输穴治疗。心实，则用迎法泻大陵穴；心虚，则用随法补中冲穴。

脾病，则取脾经之五输穴治疗。脾实，则用迎法泻商丘穴；脾虚，则用随法补大都穴。

肾病，则取肾经之五输穴治疗。肾实，则用迎法泻涌泉穴；肾虚，则用随法补复溜穴。

肺病，则取肺经之五输穴治疗。肺实，则用迎法泻尺泽穴；肺虚，则用随法补太渊穴。

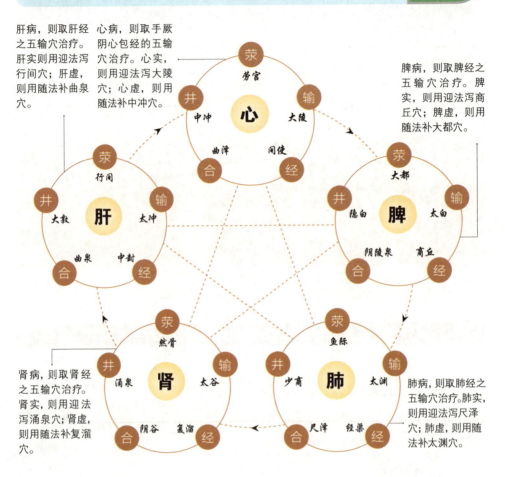

第八十难

候气进针与出针

原文

曰：经言有见如入、有见①如出者，何谓也？

然：所谓有见如入、有见如出者，谓左手见气来至，乃内针，针入见气尽，乃出针。是谓有见如入，有见如出也。

候气的正确和错误做法

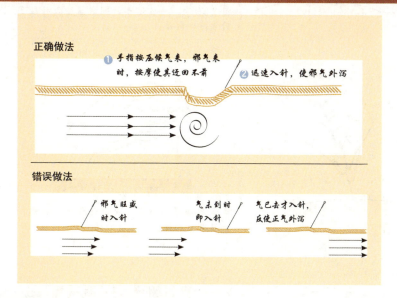

注释

①见：同"现"，即显现的意思。

译文

问：医经上说，有见如入、有见如出，说的是什么意思呢？

答：所谓有见如入、有见如出，就是说先用左手压穴，待指下显现出脉气来到时，就随着将针刺入；当针刺入穴位后显现经气已散时，于是就出针，这就是所谓有见如入、有见如出的意思。

持针的方法

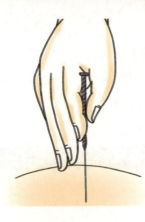

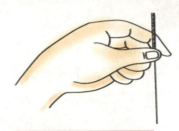

二指持针

用右手拇食两指指腹夹持针柄，针身与拇指呈90°，一般用于针刺浅层腧穴的短毫针常用持针法。

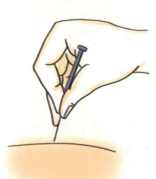

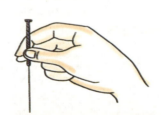

三指持针

用右手拇指、食指、中指指腹夹持针柄，一般用于长针深刺的持针法。

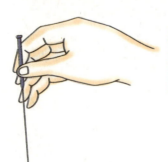

四指持针

用右手拇指、食指、中指、无名指指腹夹持针柄，小指指尖抵于针旁皮肤，支持针身垂直，一般用于长针深刺的持针法。

进针的方法

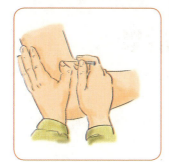
指切进针法

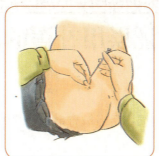
夹持进针法

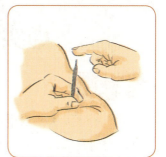
针管进针法

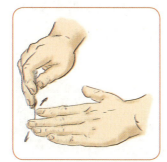
舒张进针法

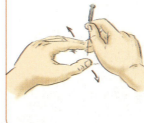

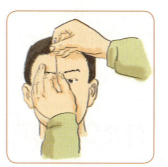
提捏进针法

运针的方法

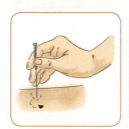
捻转法

提插法

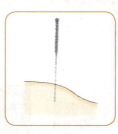
静留针法

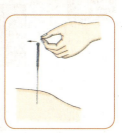
动留针法

论针法

第八十一难

虚实证误用补泻的后果

原文

曰：经言无实实虚虚，损不足而益有余，是寸口脉耶？将病自有虚实耶？其损益奈何？

然：是病，非谓寸口脉也。谓病自有虚实也。假令肝实而肺虚，肝者木也，肺者金也，金木当更相平，当知金平木。假令肺实而肝虚，微少气，用针不补其肝，而反重实其肺，故曰实实虚虚，损不足而益有余。此者中工之所害也。

虚实病证的表现与治疗原则

人体内阴阳平衡被打乱会出现或寒或热的症状，热证又分为实热和虚热，寒证又分为阴虚和阳盛阴虚。

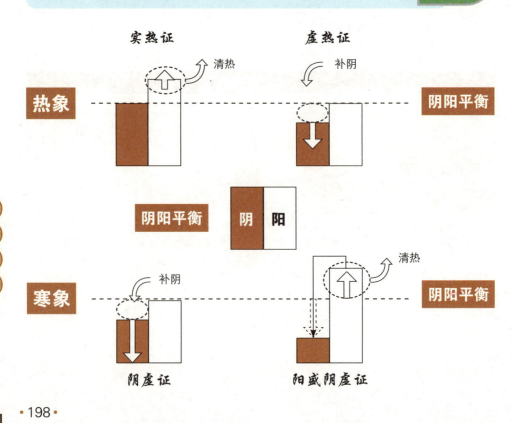

先天八卦与针刺补泻

阳经手左部为乾,左旋随经徐进为补,反之为泻。

阴经手左部为兑,右旋随经徐进为补,反之为泻。

阳经足左部为离,右旋随经徐进为补,反之为泻。

阴经足左部为震,右旋随经徐进为补,反之为泻。

阳经手右部为巽,右旋随经徐进为补,反之为泻。

阴经手右部为坎,左旋随经徐进为补,反之为泻。

阳经足右部为艮,左旋随经徐进为补,反之为泻。

阴经足右部为坤,右旋随经徐进为补,反之为泻。

译文

问:医经上说,不要对实证用补法,不要对虚证用泻法,以致虚损其不足而补益其有余。这是指寸口的脉象虚实呢?还是指疾病本身的虚实?其虚损和补益的情况是怎样的呢?

答：这是指疾病，不是指寸口的脉象，是指疾病本身所有的虚实而言。假如肝实而肺虚的病，肝属木，肺属金，金与木之间应相互制约，所以对这种肝实肺虚的病，应当知道有克木的作用，采取补肺金而克肝木的疗法。假如肺实而肝虚，肝木之气微弱不定，用针刺治疗不补偏虚的肝，反而更加补益偏盛的肺，所以说实证用补法，虚证用泻法，虚损其不足而补益其有余，这就是医疗技术中等的医生所造成的伤害。